Dagmar Lanninger-Bolling
Blut als Heilmittel

Blut ist ein besonderer Saft

Goethe

Blut als Heilmittel

Ein Lernbuch für die Eigenbluttherapie

Dr. med. Dagmar Lanninger-Bolling

19 Abbildungen

Sonntag Verlag Stuttgart

Die Deutsche Bibliothek – CIP-Einheitsaufnahme

Lanninger-Bolling, Dagmar:
Blut als Heilmittel : ein Lernbuch für die Eigenbluttherapie
Dagmar Lanninger-Bolling. – Stuttgart : Sonntag, 1995
ISBN 3-87758-096-3

Anschrift der Verfasserin:

Dr. med.
Dagmar Lanninger-Bolling
Königsteiner Str. 51
65812 Bad Soden

ISBN 3-87758-096-3

Printed in Germany 1995
Gesamtherstellung: Pustet, Regensburg
Grundschrift: 9,5/10,5 Times (System Linotype-Hell)

Inhaltsverzeichnis

III. Schlußbetrachtung

IV. Anhang

Vorwort

Dieses Buch ist eine analytische, kritische, von Erfahrung geprägte Betrachtung der unterschiedlichsten Methoden im Umgang mit Eigenbluttherapien: Blut als Heilmittel.
Doch welche Bereitung des Blutes als Heilmittel wir Leser kennenlernen und anwenden sollen, wird uns im Spannungsfeld zwischen Geschichte und Naturphilosophie, zwischen Psychologie und harter, täglicher Praxis frei gestellt. Auch die Schlußbetrachtung eines Therapiekonzeptes der Zukunft verrät kein Patentrezept.
Beim Lesen aber lernen wir! Und auch Dagmar Lanninger-Bolling, die Autorin, scheint von Seite zu Seite mit uns, mit dem Leser zu lernen. Und so entsteht ein **Lernbuch**.
Wir lernen das Blut als frühere Gottheit zu betrachten und damit als psychosomatisches Wirkprinzip. Doch wir lernen es auch als Opfer zu sehen in den Ritualen antiker, magischer Tradition. Und besonders – wir lernen mit dem Blut umzugehen.

> So ist dieses Buch ein Lernbuch und will kein Lehrbuch sein.

Lehrbücher sind heute nur noch eine Frage des richtigen Umgangs mit der richtigen Datenbank. Die Zeit, in der eine künstliche Intelligenz, programmiert auf die Suche nach dem aktuellen Stand des Wissens eines Fachgebiets, ohne menschliche Hilfe, unterschiedliche Lehrbücher für unterschiedliche Zielgruppen von Lernenden anfertigen wird, ist nicht mehr weit – oder hat sie vielleicht bereits begonnen?
Echte Lernbücher werden damit immer seltener erscheinen oder werden sich nur auf gesonderten, individuellen Parkplätzen von »elektronischen Highways« im globalen Datennetz der wissenschaftlichen Information auffinden lassen.
So ist es sicherlich ein Trost, heute ein Buch lesen zu können, das nicht sofort zur Gattung der Sekundärliteratur zählt, ein Buch, das, ohne die wissenschaftlich-medizinische Ebene zu verlassen, uns mit geistigen, sogar mit mystischen Prinzipien wieder zu verbinden sucht.
Auch diese dritte Lerndimension wird von der Autorin so mit der Thematik verwoben, daß sich der Leser nie von pseudoesoterischen Betrachtungen gestört fühlt, sondern eine Sprache entdeckt, die ihm verloren gegangen war, die aber seit Jahrtausenden als Ausdrucksform aller therapeutischen Konzepte diente.

Das Blut wurde sicherlich in magischen Ritualen archaischer Zeiten bereits als Heilmittel begriffen. Aus den Epochen der großen Mütter, in den ersten, primitiven Gesellschaftsformen matriarchalischer Prägung, wurde das Blut mit den lebensschöpferischen Erscheinungen weiblicher Kraft verbunden. Nur Frauen hatten periodische Blutungen ohne sichtbare Folgen – bei Männern war Blutverlust gleich Kräfteverlust oder Tod.
Viel später, in den ersten patriarchalisch geprägten Zeiten wurde das Blut als Opfer, und bald in einer analogischen Folgerung das Blut und seine Kraft als göttlich verstanden.
So war das Blut immer Opfer und Gottheit zugleich.
Von Goethes »besonderem Saft« ist in unserer Zeit nur noch der Träger biologischer Daten übrig geblieben. Blutwerte lassen keine seelischen Rückschlüsse mehr zu, die somatischen Befunde haben mit der psychischen Befindlichkeit eines kranken Menschen nichts zu tun. Das Blut ist wieder Opfer geworden, diesmal auf dem Altar »Natur«-wissenschaft.
Doch auch hier zwingt uns die neueste Forschung zum Umdenken. Mit der Immunologie und ihrer mikrokosmischen, durchflußzytrometischen Betrachtung entsteht wieder die alte psychosomatische Verbindung und wir entdecken im Blut erneut die Spuren des Göttlichen: Nicht nur die Funktionen, sondern auch die Steuerung des Seins ganzer Zellpopulationen werden vom Geist, von der psychischen, seelischen Ordnung beeinflußt.
Das Blut in seiner göttlichen Dimension als Träger eines kosmischen Ordnungsprinzips?
Dagmar Lanninger-Bolling erinnert uns anhand aktuellen medizinischen Wissens an die unbewußte Identität mit der Natur, an das Paradies im Garten Eden, an die Früchte vom Baume der Erkenntnis von Gut und Böse. Und so lernen wir mit ihrem Lernbuch, daß die von der modernen medizinischen Forschung erreichten Grenzen in der tiefsten Ebene der Materie gleichzeitig die großen Tore sein könnten zu der Informationsmedizin von Morgen.

München, Donauwörth
Frühjahr 1995

Marino Lazzeroni

I.

Naturphilosophische Grundlagen und historische Entwicklung

1. Das Blut – ein »Informationsträger der Seele«

»Blut ist ein besonderer Saft«, gesteht *Mephisto*, als er sich durch das Siegel eines Tropfens Blut die faustische Seele sichern will.
So wird das Blut als Symbol für Seele genommen. – Symbol bedeutet wörtlich: »zusammenwerfen«, Einzelaspekte zur Ganzheit bringen, Form und Inhalt einen.

Die Einheit von Seele und Blut

Inwieweit können wir die Analogie, die synchrone Vernetzung, die Einheit von Seele und Blut, auf die GOETHE durch den magischen Pakt zwischen Faust und Mephisto hindeutet, bestätigt finden?
Am reinsten sind die inneren Zusammenhänge zwischen sichtbarer Form und unsichtbarer Bedeutung in der **menschlichen Sprache** veranschaulicht und aus den **Ritualen** ablesbar, die die Bewußtseinsentwicklung des Menschen bildhaft zeichnet.
Die Sprache und die Rituale sind die unzweifelhaftesten Manifeste menschlicher Geschichte, derer sich auch die Anthrophologen bedienen, um die Stufenleiter der Evolution des menschlichen Bewußtseins nachzuvollziehen, um daraus zukünftige Entwicklungsspiralen abzuleiten. – Hören wir also hinein in die Semantik, gerade unserer Umgangssprache, die ja am intensivsten auf die **Be-deutung** hinweist.
Beginnen wir mit den Begriffen: *Kaltblut- Halbblut-* oder *Vollblut*-Pferd. Die Bedeutung dieser Bezeichnungen weisen auf das Temperament, auf die **Gemütslage** der Tierrasse hin. Es ist eine Eigenschaft, die rassenspezifisch allen gemeinsam ist, obwohl man bei der Analyse von Pferdeblut sämtlicher Gattungen keinen morphologischen oder biochemischen Unterschied feststellen kann.

1.1 Analogiegesetze der Alchymie

Wenn wir noch weiter zurückgehen auf die Stufe pflanzlichen Lebens, so finden wir in den Analogiegesetzen der Alchymie einen Schlüssel, der ebenfalls in dieses Schloß paßt.

> Die Alchymie benutzt zur Darstellung universeller Gesetze oder Wirkkräfte Symbole aus der Chemie, aus deren Verhalten Rückschlüsse auf die Ebene des Unsichtbaren möglich sind.

Auch in der *Pflanzenalchymie* unterscheidet die Alchymie wie auf allen Seinsebenen, die drei **universellen Wirkprinzipien**

Merkur		Sulfur		Sal
	als stoffliche		Repräsentanten für	
Geist		Seele		Körper

Das Merkurprinzip

Es vertritt analog das *Geistige*. Das Geistige ist transpersonal, speziesunabhängig. Aus der Pflanze wird der merkurialische Anteil, der *Spiritus*, das gereinigte *Äthanol* durch wiederholte spezielle Destillationsverfahren gewonnen. Reiner Spiritus ist *speziesunabhängig*; die Essenz, die aus jeder Pflanze gleichartig gewonnen werden kann!

Das Sulfurprinzip

Das Wirkprinzip des Sulfur verkörpert, versinnbildlicht das Seelische. Es gibt zwei Sulfurprinzipien in jeder Pflanze:

Das Flüchtige	Das Fixe
– die ätherischen Öle	– die aus dem Pflanzenauszug gewonnenen Salze

Analog zu diesem doppelten »Seelenaspekt« der Pflanze fühlen auch wir als Menschen:

»Zwei Seelen wohnen ach in meiner Brust.«

Goethe

Das Sulfurprinzip der Pflanze ist nun *speziesabhängig* (das ätherische Öl von Lavendel riecht eben nicht wie das des Johanniskrauts). Wir sehen also bereits auf der Pflanzenebene gleichnishaft ein Zeugnis der alles durchdringenden Gesetzmäßigkeit, die das Individuelle, die persönliche Eigenart, die personale Charakterfärbung mit der Seelenebene verknüpft. Somit muß auch das flüssige Medium, der Träger dieses persönlichen Flairs, eben das **Blut**, mit der einmaligen Persönlichkeitsfärbung tingiert sein.

1.2 Umgangssprachliche Assoziationen

Suchen wir weitere Brücken zum Verständnis der untrennbaren Vernetzung von Seele oder Gemüt mit dem Blut in unserer Sprache:
Auch auf der menschlichen Ebene gibt es eine Temperamentskonstitution, die mit dem Namen »Sanguis« direkt verknüpft ist. Ein **Sanguiniker** »fühlt sich« so, wie es sein momentaner Blutszustand erlaubt und ist in seinem Gemüt ebenso wechselhaft, wie es den Biorhythmen seiner Blutsbeschaffenheit entspricht.
Ein weiterer sprachlicher Hinweis für die untrennbare Einheit von Blut und personaler Seele wird in dem Begriff der **Blutsverwandtschaft** deutlich. Die »Bande« des Blutes haften einer Familie, einer Sippe an, es ist die typische Eigenart, die über den genetischen Code hinaus eine unauslöschbare Verbindung schafft, es ist »die Stimme des Blutes, die sich nicht verleugnen läßt«.
Will man eine Freundschaft in eine besondere, eben dauerhaft seelische Ebene erhöhen, so besiegelt man diesen Wunsch durch eine **»Blutsbrüderschaft«**, in dem man das Blut des Freundes mit dem eigenen mischt und es dann gemeinsam trinkt.
Will man die dramatischste Form der Angst in Worte fassen, die Qual, die die Seele in der Enge ihres leiblichen Gefäßes empfindet, nicht der Leib, so gesteht man: »ich habe **Blut geschwitzt**«. – Wenn uns das **»Blut in den Adern erstarrt«**, dann ist es unsere Seele, die einen gewaltigen Schock erfahren hat.
Selbst die höheren Seelenebenen, die »flüchtigen« Anteile, die nicht an Zeit oder Raum gebunden und die mit dem Unterscheidungsvermögen einer Bewertung ausgestattet sind, haben eine innige Vernetzung mit dem Blut. Das Individuum, in dessen Psyche düstere, destruktive Emotionen wühlen, die es zum Mörder werden lassen, empfindet diesen Kainsmakel quälend als Verstoß gegen die Urgesetzlichkeit. Durch solches schuldhaftes Verhalten entstehen Formulierungen in unserem Sprachgebrauch wie **»an seinen Händen klebt Blut«** oder **»dieser Boden ist mit Blut getränkt«**.
Das sind Redewendungen, die archaisch mit dem Menschsein und seinem Schuldigwerden durch Brudermord im weitesten Sinne verwoben sind und weit über den Sachverhalt der realen Blutberührung zwischen Täter und Opfer hinaus gehen.

1.3 Mythologische Wurzeln

Auf der Ebene der Mythologie begegnen wir dem Blut, dem Informationsträger der Seele in zunächst ganz unbegreiflicher Weise: Dort gibt es **»Blutopfer«**, rituelle Tier- und Menschenmorde.

Wie konnte es nun zu einer solchen Entwicklung kommen, da der Mord doch mit schwerer Blutschuld verbunden ist, durch welche die Seele sündig wird?
Könnte eine Gottheit, deren Attribut allesumfassende Liebe ist und die den Werdeprozeß der Schöpfung durch ihr Fiat ermöglichte, ein »Blutiges Opfer« wollen? – Um auf diese Frage eine Antwort zu finden, müssen wir mit unseren anthropologischen Betrachtungen nicht nur die Zeugnisse der Geschichte zu Rate ziehen, sondern tiefer in unser Menschsein und vor allem in die Stufen unserer Bewußtseins-Evolution vordringen, um zu verstehen, wie solche merkwürdigen Rituale entstanden sind.
Bei dieser Bemühung werden wir erneut und unabweisbar logisch mit der Tatsache konfrontiert, daß Blut und Seele innig verknüpft sind, so untrennbar, daß sie verwechselt und ausgetauscht wurden.

1.4 Anthropologische und philosophische Aspekte

Vor mehr als 6 Millionen Jahren – so stimmen die anthropologischen Studienergebnisse heute überein – begannen sich die ersten Hominiden aus den niederen pflanzlichen und animalischen Lebensformen herauszulösen. Ihr Bewußtsein war dem eines träumerischen Eingebettetseins in der Natur vergleichbar, ein Zustand von unbewußtem Einssein ohne die Fähigkeit des selbstbewußten Denkens.
In seinem Buch »Ursprung und Gegenwart« entschlüsselt GEBSER »ein einzigartiges menschliches Geschehen: die Entfaltung des Bewußtseins«, ein Prozeß, der in Stufen betrachtet werden kann und von dem PLOTIN sagt: »wir (die heutige Menschheit) sind erst halb entwickelt«. Diese Feststellungen werden gestützt aus den übereinstimmenden Aussagen der Philosophia perennis, deren Botschaft sich in den indischen, chinesischen, hermetischen, platonischen, anthroposophischen und christlichen esoterischen Kosmologien gleichlautend findet.
Dieser Zustand der *»unbewußten Identität«* mit der Natur, wie NEUMANN sie nennt, der »participation mystique«, wird in der Genesis mit dem Begriff *»Garten Eden«* umschrieben.
Nun, wir wissen aus der Genesis und wir fühlen es im tiefsten Inneren, daß wir alle aus dem Paradies des Garten Eden ausgestoßen wurden, als wir die Früchte vom Baume der Erkenntnis von Gut und Böse gekostet hatten. Was heißt das?
Aus dem »träumerisch-autistischen Urstadium« (GOWAN) entfalteten wir uns in Raum, Zeit und Persönlichkeit, das heißt: der Weg der Individuation hatte begonnen. Die Kost der Früchte der Erkenntnis der bipolaren Welt der **»Eigen-schaften«** kostete den Menschen seine unbewußte

Einheit mit seinem Kosmos. Er **»schaffte sich Eigenes«**, in dem er sich abtrennte. Mit der Separation verlor er die Geborgenheit und die Angst des Getrenntseins wuchs in ihm.
Indes blieb die Wirklichkeit der Alleinheit, der Paradiesebene, die eben nicht der Vergänglichkeit und der Begrenzung unseres Zeit-Raum unterworfen ist, unwandelbar bestehen. In ihr ist der eigentliche Ursprung, eben »die Ganzheit, die ganz am Anfang stand, noch vor der Zeit« (GEBSER) unveränderlich und immer gegenwärtig geblieben und wird immer so sein.
Unser »Sündenfall« schuf eine neue, andere Perspektive, jedoch nur für die, die davon betroffen sind. Er führte zwar zur Trennung aus der Einheit, aber auch zu Selbstbewußtsein durch die Entwicklung des Ego. Ohne den sogenannten »Sündenfall« aus dem irdischen Garten Eden, gäbe es keine Urerinnerung, kein Heimweh und keine Rückkehr zur höchsten Ebene des Absoluten. In der Karsamstags-Liturgie eines katholischen Rituals heißt es:

»o certe necessarium Adae peccatum ...«

»Oh notwendiger Fehltritt Adams«, der uns einen Erlöser wie Christus beschert.

Aus der »ewigen Philosophie« klingt uns das Lied der menschlichen Seele entgegen, die nach Wiederentdeckung und Wiedererlangung der unendlichen und ewigen Ganzheit verlangt.
Im Mythos des verlorenen Sohnes, aus den Perlenliedern Manis und in unseren Märchen lauschen wir der gleichen Tonart. Die Rückkehr des verlorenen Sohnes nun, die wirkliche Transzendenz aus dem separierten Ichbewußtsein in das all-eine Allbewußtsein, kostete wiederum etwas. Das Opfer, das »wohlgefällig« ist, besteht in der Aufgabe, dem freiwilligen »Tod« des individuellen Ich-Empfindens, der Ich-Seele.
Dieses Opfer unserer teil-haften Naturseele, die eben am Teil haftet und deshalb nicht in die Unteilbarkeit der Alleinheit eingehen kann, muß von der Gottheit verlangt werden, damit eine Transmutation, eine Transformation, eine Rückkehr in die Einheit ermöglicht würde.
An diesem Punkt der Entwicklung nun geschieht die große Verwechslung, die **Projektion** statt der **Verwirklichung**.

Man opferte statt seiner Ichheitsseele den Seelenträger, die sichtbare Form, das stoffliche Blut.

Anfangs waren es Tieropfer, die ersatzweise herhalten mußten. Als die Angst vor dem Tod mit zunehmend stärkerer Entwicklung des Ego zunahm, tötete man Menschen, um die Gottheit zu besänftigen, in Wirklichkeit aber, um durch diese Projektion die eigene Haut zu retten.

Man opferte »unschuldiges« Blut. Da man wußte, daß die Ebene der Gottheit, des Absoluten, nur in »gereinigtem, sündenlosem« Zustand der Seele erreicht werden kann, man selbst diese Läuterung in sich aber nicht vollzogen hatte, wurde ein schuldloses Ersatzobjekt geopfert (Jungfrauenblut). Wahrlich eine Verirrung, der wir im Laufe unserer Geschichte immer wieder verfallen sind. Es gibt viele Stufen des Sündenfallgeschehens. Bis heute geht unser Ego lieber in translative Entwicklungen, in dem es Umstände ändert, oder einer Entwicklung ausweicht, als das Opfer der Ichersterbung für eine transzendente Entwicklung auf sich zu nehmen.
Noch immer werden diese Blutopfer gebracht, in dem andere gemordet werden, anstatt in der eigenen Ichheit die Feinde und Schatten endlich der Vernichtung durch das Feuer einer läuternden transformativen Bewußtseinsentwicklung preiszugeben.

> Du-Vernichtung ist nun einmal leichter als Ich-Ersterbung.

Der Ausflug in diese existentiellen anthropologischen und philosophischen Betrachtungen hatte zum Ziel, deutlich zu machen, wie untrennbar in der Tat Blut und Seele miteinander verworben sind.

1.5 Blut und christliches Mysterium

In der christlichen Erlösungslehre begegnen wir dem Geheimnis der Heilkraft des Blutes in besonders eindrücklicher Weise.
Das Blut des Erlösers wird zum Symbol der Sündenvergebung. Im Opfer wird es zum universellen Heilmittel, zur christozentrischen Weltseele, in deren Einheit die suchenden Seelen aufgehen und heil werden können.
Das **wahre Selbst** in uns war und ist ewig, unser **Ego** aber ist und bleibt sterblich. Es versucht um jeden Preis, die **zeitlose Ganzheit** des Selbst gegen ein **immerwährendes Leben** für sich einzutauschen und bleibt deshalb geteilt und unheil.
Ken Wilber schreibt in seinem Buch »Halbzeit der Evolution«: »Ungeachtet dessen, daß mein wahres Wesen schon immer Gott ist, wollen wir, daß unser **Ego** Gott sein möge – und damit unsterblich, kosmozentrisch, todesverneinend und allmächtig.«
So bewirkt die Evolution die Entwicklung des menschlichen Seelenbewußtseins.

Das Blut ist der stoffliche Informationsträger dieses Seelenbewußtseins, der die Verwirklichung der Bewußtseinsimpulse an das körperliche System vermittelt.

Blut ist in der Tat ein ganz besonderer Saft!

2. Eigenblutanwendungen in der Geschichte

2.1 Altertum und Mittelalter

Wenn wir die einleitenden Gedanken erwägen, braucht es uns nicht zu verwundern, daß die Menschen zu allen Zeiten diesem besonderen Lebenselixier auch außergewöhnliche Heilkräfte beimaßen.

Asiatischer Kulturkreis

- Im Neiking, der »Bibel« der taoistischen Ärzte (200 ante Chr.) wird die Einnahme von eigenem Blut als wirksames Heilmittel angeregt.
- Durch **Kneiffmassagen** oder zahlreiche Stichelungen mit Nadeln wurden subcutane Hämatome erzeugt, um bei Infektionskrankheiten, Pneumonien oder chronischen Entzündungen eine Heilwirkung anzufachen.

Ägypten

- Im Papyrus Ebers (1.500 ante Chr.) wird die Behandlung mit Blut als Heilmittel empfohlen und man weiß, daß Menschenblutbäder zur Bekämpfung des Aussatzes an den Pharaonenhäusern angewendet wurden.

Abendland

In der mittelalterlichen Literatur findet man zahlreiche Hinweise über die Heilkraft von Blut. Äußerlich wurde es in Form von Bädern bei *Hauterkrankungen*, insbesondere dem gefürchteten Aussatz benutzt und innerlich bei chronischen Erkrankungen.
Wiederholt wird die Empfehlung gegeben, Eigenblut bei der *Epilepsie* in Anwendung zu bringen. Aus dem Aderlaßblut eines gesunden Jünglings wurde über die Zwischenstufe des Oleum rectificatum, offenbar nach alchymistischen Rezepten, ein »Spiritus Antiepilepticus« hergestellt.

2.2 Neuere Zeit

Auch tierisches Blut wurde eingesetzt. – 1681 war die volksmedizinisch vorgeschriebene »Therapie der Wahl« bei »Seitenstechen« neben Fasten die Applikation von Bocksblut. Auch Schweineherzblut wurde empfohlen, besonders beim Erysipel.

Andreas Libavius berichtete (1615) über eine Verjüngungskur durch Direktübertragung von Blut mit Hilfe von Silberröhrchen als »Shunt« zwischen den Gefäßen zweier Menschen.
Die erste therapeutische Bluttransfusion wurde von dem Franzosen Jean Denis erfolgreich durchgeführt. Er übertrug mittels eines Silberröhrchens 270 g Carotisblut eines Lammes in die Armvenen eines jungen Mannes, der nach vielen Aderlässen wegen einer fieberhaften Erkrankung geschwächt war.
Die ersten Transfusionen von *Mensch zu Mensch* vermittels Blutentnahme und Injektion jeweils aus und in die Armvene führte James Blundell 1819 durch und rettete mit diesem Verfahren drei ausgebluteten Wöchnerinnen das Leben.
Bei diesen genannten, historisch interessanten Berichten handelt es sich um Therapien mit *Fremdblut*. – Über heilende **Eigenbluteffekte** lesen wir bei Schede (1876), der, wie später Bier, absichtlich Blut bei chirurgischen Wundversorgungen zurückließ, weil er unter dieser Maßnahme besseren Heilverlauf beobachtete.
William Highmore hatte 1874 die damals bahnbrechende Idee, eine *Auto-Transfusion* als lebensrettende Maßnahme bei ausgebluteten Wöchnerinnen einzusetzen, indem er das defibrinierte, bei der Geburt verlorene Blut erwärmte und mit gutem Erfolg rückinfundierte.
Ähnliche Ergebnisse wurden 40 Jahre später von Thies, Lichtenstein, Schäfer und Ostwald bestätigt.
Bedeutende Beiträge über die erfolgreiche Therapie mit Eigenblut, nicht im Sinne von Substitution, sondern von **Heilwirkung**, haben Debauve und Remont 1891 vorbereitend geleistet. Sie behandelten erfolgreich mit körpereigenen Flüssigkeiten, aus unserem heutigen Verständnis mit Autonosoden. Sie punktierten bei exsudativer tuberkulöser *Peritonitis* kleine Mengen Ascites und injizierten das Punktat anschließend dem Patienten subcutan.
Gilbert bestätigte die positiven Erfahrungen dieser Methode 1894 bei *Pleuritis*.

> Eigenexsudatnosoden sind vom Wirkungseffekt her mit Eigenblutnosoden vergleichbar, weshalb die positiven Erfahrungen für unsere Betrachtungen wertvoll sind.

1898 schließlich waren es die Schweden Elfstrom und Grafstrom, die **erstmals eine Eigenblutnosode** herstellten, indem sie das intravenös gewonnene Patientenblut mit physiologischer Kochsalzlösung verdünnten und es erwärmt subcutan injizierten. Dieses Verfahren wurde sowohl bei Pneumonien, als auch bei Tuberkulosen erfolgreich eingesetzt.

Einen wichtigen Beitrag zur Fortentwicklung der Eigenblutbehandlung fügte August Bier hinzu (1905). Er injizierte bei zögerndem Heilverlauf nach Frakturen um die Konsolidierungsstelle Eigenblut, er setzte also ein *iatrogenes Hämatom*, um die für die Heilung notwendigen Entzündungsreaktionen auszulösen. Sein interessanter Bericht lautet:
»Das Blut ruft bald nach der Einspritzung eine Entzündung hervor. Die Gegend der Bruchstelle schwillt ödematös an, wird auf Druck schmerzhaft, rötet sich. Noch viele Tage ist eine beträchtliche Erhöhung der Bluttemperatur nachzuweisen, was man übrigens auch mit der bloßen Hand fühlen kann.« (Resorptionsfieber)
Das wörtliche Zitat ist nicht nur als Nachweis seiner Beobachtung wiedergegeben, sondern auch, um uns die Unmittelbarkeit einer Diagnostik – *Dia – gnose*, **an das Licht der Erkenntnis bringen** – nahe zu bringen, die sinnenhaft über das Hin-schauen und Hin-fühlen mit großer Sicherheit zur richtigen Beurteilung führt und keiner Apparate bedarf. Wir haben uns der unmittelbaren Anschauung beraubt, indem wir den Patienten über seine Daten nurmehr **»registrieren«** und, was uns noch ärmer macht, wir haben uns das so wichtige **»heilsame Handanlegen«** selbst weggenommen.
Zurück zum weiteren historischen Werdegang der Eigenblutbehandlung. Trotz der gut dokumentierten Erfahrungen von Bier, wurde in der Folge dieses Verfahren der Reizkörpertherapie durch Eigenbluteinspritzung nur im Falle von *Pseudarthrosen* eingesetzt, in Fällen also, wo diese Methode als ultima ratio unter dem Motto »ut aliquid fiat« ausprobiert wurde. Natürlich ohne Erfolg.
Es ist eigenartig, daß die wertvollen Erfahrungen, die mit regulativen Heilmethoden gewonnen wurden, von den Skeptikern immer dort eingesetzt werden, wo sie einfach nicht am Platz sind.

- Man kann nur dort etwas regulieren, wo der Organismus noch regulationsfähig ist, nicht aber dann, wenn der Zustand des Kranken signalisiert, daß er »ausgebrannt«, reaktionsstarr oder in der Endphase einer Krankheit ausgemündet ist.

Wenn dann diese Methode versagt, weil sie ihrem Wirkungseffekt entsprechend nichts bewirken kann, dann hat man wieder einmal den Beweis, daß die ganzen positiven Erfahrungen ja nur »Placebo-Selbstbetrug« sein können.

Regulationstherapien sind Therapien der 1. Wahl und müssen versagen, wenn sie als ultima ratio mißbraucht werden!

Fahren wir mit dem Rückblick in die Geschichte der Eigenbluttherapien fort:
1910 berichten LINSER und MAYER über Erfolge mit Eigenblutseruminjektionen bei *Dermatosen* in der Gravidität.
1912 wendet NOWOTNY selbstgefertigtes Eigenblutserum bei *Infektionskrankheiten* erfolgreich an.
SPIETHOFF bestätigte 1913 diese Überlegungen mit seinen Erfahrungen durch Eigenserum- und Eigenblutbehandlungen in der *Dermatologie.*
Im gleichen Jahr war es R. SCHMIDT, der erstmals in der Eigenbluttherapie als Wirkprinzip einen Proteinkörperreizeffekt vermutet, der sich *immunmodulativ* auswirkt.
In Frankreich wurden ähnliche positive Erfahrungen in diesem Sinne bestätigt. Die besten Ergebnisse erzielte auch der Franzose RAVAUT bei *Dermatosen.*
1915 behandelte H. KÖNIGSFELD 18 *Typhusfälle* mit Eigenblutserum, das mit einer 5 %-igen Phenollösung stabilisiert wurde und berichtet über ausgezeichnete mildernde Effekte im Hinblick auf die Schwere und Dauer der Erkrankung.
1918 wütete eine *Virusgrippe* in Europa mit zahlreichen tödlich verlaufenden Pneumonien. Der Österreicher REIMANN erzielte mit Eigenblutbehandlungen ausgezeichnete Erfolge.
Auch von NOURNEY wurden 1919 die Erfolge der Eigenblutbehandlung bei Infektionskrankheiten gelobt. Er sammelte seine Erfahrungen und subsumierte sie 1930 in seinem Buch: **»Eigenblut als spezifisches Reizmittel zur individuellen Autoimmunisierung«**. – In diesem Titel klingt die heutige Vorstellung über die Wirkungsweise des Eigenblutes bereits an.
VORSCHÜTZ und TENCKHOFF sicherten durch zahlreiche Kasuistiken die Erfolge der verschiedenen Formen der Eigenblutinjektionen. Sie verglichen die Effekte unveränderten Blutes mit denen bei defibriniertem Material. Interessanterweise brachten beide gleichermaßen Erfolg.
1923 berichtete LÄWEN von seinen erfolgreichen Erfahrungen durch Unterspritzung von Furunkeln mit Eigenblut. Die Therapie der *Furunkulose* mit Eigenblut ist bis heute eine selbst in der Schulmedizin bekannte und sogar anerkannte Heilmethode.

> Bemerkenswert bei der sehr individuellen Handhabung seitens verschiedener Therapeuten ist die Beobachtung, daß die applizierte Menge für das Ausmaß des Erfolges offenbar keine Rolle spielt!

Bei der Beurteilung der Wirkmechanismen des Eigenblutes wird diese wiederholt gewonnene Feststellung uns wertvoll sein.

- Im Rahmen *innerer*, vor allem *chronischer* Erkrankungen berichtet über bemerkenswerte Ergebnisse C. RHODE.
- Gar »zauberhafte« Erfolge gibt TILLMANN 1935 an, besonders bei *Pneumonien.*
- Mein verehrter Lehrer FERDINAND HOFF widmet in seinem Buch »Unspezifische Therapie und natürliche Abwehrvorgänge« der Wirkung von Eigenblut große Aufmerksamkeit.
- Auch KÖNIGER und später ZIMMER befürworten die unterstützende Eigenbluttherapie als wirkungsvolle Umstimmungsmethode oder bei *rheumatischen Erkrankungen.*

In den nachfolgenden Jahren wurden viele Experimente mit Eigenblut für therapeutische Zwecke gemacht, wobei das Blut aber teilweise mit UV-Licht, mit Kurzwelle oder mit Höhensonne bestrahlt wurde. Zusammenfassend kann man aus dem Spiegel der Vergangenheit folgendes mit Sicherheit herauslesen:

▷ Eigenblut hat Heilwirkungen
▷ Der Erfolg ist unabhängig von der Menge
▷ Der Wirkungsmechanismus wurde im Sinne einer Reizkörpertherapie verstanden.

2.3 Eigenbluttherapie heute

Wir wollen uns zunächst nun den einzelnen Formen der heute vor allem von ganzheitlich orientierten Therapeuten angewandten Methoden der Eigenblutbehandlung zuwenden. Wenn wir dann die Erfahrungen der verschiedenen Formen dieser Heilmethodik gesammelt und dargelegt haben, können wir eine Beurteilung der Effekte wagen und auf die Regulationsmechanismen rückschließen, die durch diese Therapieformen bewirkt werden.
Wir müssen uns sicher bescheiden mit einem kleinen Ausschnitt an Erkenntnismöglichkeit, da die Vernetzung der Regelkreise sehr komplex ist.
In dem Wechselspiel von Chaos und Ordnung ist keine lineare Determinierung möglich, so wie unser Verstand, unser rationales Ego das gerne hätte und doch ist auch in dem Chaos ein Determinismus, der aber – Gott sei Dank – aus einer Dimension höherer Ordnung gelenkt wird und unserer Ratio nicht zugänglich ist.

Hier bleibt uns jedoch etwas, was uns mit der »Wahrheit« verbinden kann, weil es aus einem Sensorium stammt, das nie von der Wahrheit getrennt war.
Dieses Etwas ist ein ahnendes Staunen, um wieder »im Lichte der Natur« (PARACELSUS) zur Anschauung zu erwachen.

II.

Therapeutische Grundlagen und Methoden

1. Die klassische Eigenblutbehandlung

1.1 Wie wirkt das Eigenblut überhaupt?

Nachdem wir nun aus der historischen Betrachtung Zeugnisse der »Ahnung« gefunden haben, daß im Blut besondere Heilkräfte verborgen sein müssen, verwundern auch die vielfältigen und variantenreichen Methoden nicht, die von suchenden Therapeuten in Erfahrung gebracht wurden.
Wenn man keine endgültige Kenntnis von den biokybernetischen Vernetzungen und Regelkreisen hat, und bis heute hat sie niemand, dann bleibt nur der Weg über die experimentierende Erfahrung, um sich langsam an ein eindeutiges und reproduzierbares therapeutisches Ergebnis heranzutasten.
Am vorläufigen Ende eines solchen Erfahrungsweges kann man natürlich manche Wegetappen als Sackgassen oder Umwege verwerfen im Hinblick auf die Effizienz für den kranken Menschen.
Dieses Buch hat als eines seiner Zielsetzungen, aus den vielen »Spielarten« der Eigenbluttherapien die Methoden herauszugreifen, die für die Praxis in unserer aktuellen Zeit bewährt, sinnvoll, effizient und wirtschaftlich vertretbar sind.

> Bei der klassischen Eigenblutbehandlung wird dem Patienten aus der Vene Blut entnommen. Anschließend wird ihm dieses Blut unverändert und ohne zeitliches Intervall intracutan, subcutan oder intramuskulär reinjiziert.

Schon erhebt sich natürlich die Frage nach dem **Wann** und **Warum** der unterschiedlichen Applikationsarten.
Um hier eine brauchbare Ordnung in unsere Therapie zu bringen, wollen wir uns an dieser Stelle zunächst einmal fragen: *»Wie wirkt denn das Eigenblut überhaupt?«* – Und schon stehen wir buchstäblich im Regen; denn die Vorstellungen die sich auf unüberschaubare Einzelexperimente stützen, widersprechen sich zu allem Überfluß auch noch.
Haferkamp hat mit äußerster Genauigkeit die zahlreichen Ergebnisse von Laborkontrollen, vor allem der Einzelparameter des roten und weißen Blutbildes und der BSG sowie der Blutungs- und Gerinnungszeiten, gesammelt und wiedergegeben. Alle diese Parameter wurden bei sämtlichen Formen der Eigenblutbehandlungen geprüft. Die Ergebnisse

unterscheiden sich nur unwesentlich und nirgends traten signifikante Veränderungen auf, die bewertungsfähig waren im Hinblick auf bessere methodische Effizienz.
In dieser Situation wird uns wieder bewußt, daß Medizin mehr ist als Naturwissenschaft.

Befunde und Befinden

Da wir uns bei Beantwortung der Frage: »Was bewirkt das eigene Blut?« mit *Befunden*, z. B. der Laborparameter, nicht weiter helfen können, müssen wir einen wichtigen, ja den wesentlichsten Faktor mit in unsere Erwägungen einbeziehen, nämlich das *Befinden* des Patienten.
Diese wiederholten, von allen Therapeuten gesammelten Befindensberichte sind das bewertungsfähige Erfahrungsmaterial, auf das sich die Heilkunde immer dann stützen kann, wenn ihr das naturwissenschaftliche Beweismaterial vorläufig noch nicht zugänglich ist.
So ist allen Eigenblutbehandlungen der günstige Einfluß auf das Allgemeinbefinden gemeinsam:

- Antriebssteigerung
- Auffällige Zunahme der geistigen und körperlichen Leistungsfähigkeit
- Aufhellung der Gemütsverfassung
- Schlafverbesserung
- Vitalisierung.

Alle diese, von vielen tausenden Patienten wahrgenommenen Befindensverbesserungen bestätigen die Vermutung, daß die Eigenblutbehandlung im Sinne einer **immunmodulativen Reizkörpertherapie** wirkt, die gleichsam wie mit einem *Zündkerzeneffekt* den Lebensmotor anfacht und *Reaktionskaskaden* innerhalb der stagnierten oder gestörten Regelkreise unseres lebendigen Organismus in Gang setzt.
Diese Meinung teilen alle Autoren, die sich intensiv mit dieser Heilmethode beschäftigt haben wie HOFF, HAFERKAMP, SCHMIDT, WEIDGASSER und andere. Freilich ist diese Aussage vorweg sehr allgemein und erklärt nur den Summationseffekt (vegetative Gesamtumschaltung), der von unendlich vielen Einzelaspekten biophysikalischer und biochemischer Natur schließlich erreicht wird, aber er trifft zumindest gänzlich unspekulativ die erste klinische Erfahrung am kranken Menschen.

1.2 Reiz und Dosis

Erfahrungen nutzen – aus Fehlern lernen

Wenden wir uns nochmals kritisch den Erfahrungsberichten der klassischen Eigenblutbehandlung zu: Beim interessierten Lesen wird man sich

schnell darüber klar, daß die vielen Varianten im Hinblick auf die Menge des applizierten Blutes und die Häufigkeit der Injektionen tatsächlich die Signatur für die *experimentierfreudige Unsicherheit* war, mit der diese Therapie durchgeführt wurde.
Im Grunde wußte man – wie schon gesagt – trotz vieler Prüfansätze doch zu wenig über den eigentlichen Wirkmechanismus und deshalb wurde die **Dosis** eigentlich mehr vom Konstitutionstyp des Therapeuten und von dessen persönlicher Vorstellung bestimmt, als von sachlichen Parametern. Aus diesem Grund war man durchaus nicht kleinlich mit den Mengen, da man das Massenwirkungsgesetz manches Mal im Sinne von »Viel bringt Viel« verstand.

◀ Es gab Therapeuten, die bis zu 20–50 ml pro Injektion (intramus-
◀ kulär) applizierten, wobei es nicht selten zu hochgradigen lokalen
◀ Entzündungen und schwersten Fieberreaktionen und empfindlichen
◀ Störungen des Allgemeinbefindens kam.

Innerhalb der letzten Jahrzehnte sind jedoch viele scheinbar neue Gesichtspunkte in der Betrachtung des lebendigen Regelsystems unseres Organismus gewonnen worden, die interessanterweise innerhalb vieler Jahrhunderte bereits beobachtet, beschrieben, also gewußt, nur eben von der materialistisch orientierten Naturwissenschaft zu wenig beachtet wurden. Ich möchte versuchen, mit Hilfe dieser »neu«-gefundenen, uralten Phänomene eine Verständnisbasis zu schaffen, die es uns ermöglicht, die weitreichende Wirkungsmöglichkeit der Eigenbluttherapie vor uns aufleuchten zu sehen und vor allem klare Vorgaben über Applikationsart und Dosisoptimum zu gewinnen.

1.2.1 Regulationsmechanismen – Regelkreise

Eigenblutinjektionen sind durchaus im Sinne einer **Reizkörpertherapie** einsetzbar, aber wir wissen aus der 1808 von Arndt-Schulz aufgestellten Regel, daß

▷ schwache Reize die Lebenstätigkeit anfachen
▷ mittelstarke sie fördern
▷ starke sie hemmen
▷ und stärkste sie aufheben.

Diese klare Aussage ist durch die Beobachtungen und Erfahrungen von vielen anderen bedeutenden und begnadeten Heilkundigen zu allen Zeiten bestätigt worden:

- Virchow unterschied klar die funktionsanregende Wirkung von schwachen und mittelstarken Reizen und den abtötenden Effekt von starken Reizen.

- HUFELAND sagt: »Der nämliche Reiz in verschiedenen Graden kann von ganz verschiedener Wirkung sein.«
- HIPPOKRATES sprach bereits von der »Umkehrbarkeit eines Reizes«.
- Durch die moderne Forschung im Bereich der Neuroimmunologie hat man durch Studien über die Phagozytose-Aktivität unter der Gabe immunologisch aktiver Substanzen die Erkenntnis erneut gewonnen, daß Immunstimulatoren ähnlich den Impfstoffen nur in hoher Verdünnung optimal wirken. (WAGNER)

Aus diesen klaren und eindeutigen Erfahrungen muß man in unserer Zeit die *Dosisfrage* der klassischen Eigenbluttherapie *neu bearbeiten*. Um dies überzeugend und die Erfahrungen bestätigend bewerkstelligen zu können, muß noch ein Phänomen in unseren Betrachtungsrahmen einbezogen werden.

Die Ambivalenz eines Reizes, auch die einer Arznei, **ist dosisabhängig**, das ist ein Naturphänomen. Biologische Systeme reagieren dabei in bestimmten Verhaltensmustern, die weitgehend unabhängig von der Reizqualität sind. Physikalische, chemische, toxische, psychische Reize werden gleichartig beantwortet, da die Vernetzung der Regelkreise immer eine ganzheitliche Verarbeitung bewirkt, bevor die Reizantwort formuliert wird. So ist es gleichgültig, welche Reiz**qualität** das lebendige Fließgleichgewicht herausfordert. Hingegen bestimmt, ich wiederhole es, die Reiz**quantität** das Reizbeantwortungsmuster.

Betrachten wir die sogenannte Umkehrwirkung einmal genauer. Sie setzt sich aus zwei Phasen zusammen, die sich polar zueinander verhalten.

1.2.2 Die biologische Reizbeantwortung

> Die sogenannte **Erstreaktion**, die bei starkem Reiz, also auch bei hohen Dosen einer Arznei auftritt, signalisiert sich rasch nach Reizeintritt und ist die unmittelbare reizspezifische, arzneimitteltypische Erstwirkung.

Ihr entspricht analog das »typische Arzneimittelbild« bei homöopathischen Arzneimittelprüfungen. Auch die typischen Bilder von Toxizitätsprüfungen sind hier einzuordnen. Aber diese Reaktion ist nur die eine Hälfte einer Reizbeantwortung.

> Nach einem Zeitintervall tritt eine **zweite Phase** der Reizbeantwortung ein, die gegensinnig verläuft.

Sehr schön sieht man diesen **gegenpoligen Biorhythmus** der Reizantwort in der »*Alarmreaktionskurve*« von SELYE, der eine erste Schockphase von einer zweiten Gegenschockphase abgrenzen konnte.
PISCHINGER und PERGER haben in ihren Studien diese Gesetzmäßigkeit, übertragen auf unsere humoralen und zellulären Abwehrvorgänge, bestätigt gefunden.

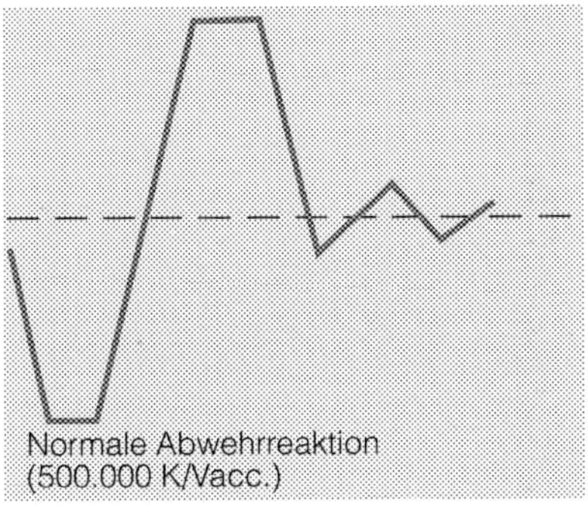

Abb. 1 Gegenpoliger Biorhythmus der Reizantwort

Dieses Naturphänomen der Ambivalenz, der **gegensinnigen Doppelwirkung eines Reizes** ist ein Schlüssel zur Erkenntnis der Wirkmodalitäten von verschiedenen Arzneiformen und anderen therapeutischen Reizqualitäten.

Fassen wir die Ergebnisse unserer Betrachtung zusammen:

Jeder Reiz, jede Arznei hat zwei Wirkungen:

① **Die Erstwirkung** –	die Wirkung des Reizes, der Arznei auf den Organismus.
② **Die Gegenwirkung** –	die Reaktion des Organismus auf den Reiz, auf die Arznei.

Dieses grundsätzliche Reaktionsmuster stellt sich oftmals nur in verschleierter Form dar, weil noch ein entscheidender Faktor in die Signaturen der reaktiven Erscheinungen hineinverwoben ist. Das Muster der Reizantwort ist abhängig von der Reagibilität des Organismus. Der klassische Verlauf der Reizaufnahme, Reizbearbeitung und Reizantwort in seinem biphasischen Biorhythmus ist nur in einem gesunden, zu normalen Regulationen fähigen lebenden System möglich.

Überall dort, wo also diese Verarbeitungsmuster nicht mehr erkennbar sind, müssen wir davon ausgehen, daß Störungen in den vernetzten Regelkreisen unserer Abgrenzungsmöglichkeiten, das heißt, unserer Immunpotenz, vorliegen.

PISCHINGER und PERGER haben charakteristische Abweichungen der Alarmreaktionskurve von SELYE gefunden, die man mit Abwehrstörungen verschiedener Schweregrade und den entsprechenden typischen klinischen Krankheitsbildern in Zusammenhang bringen kann.

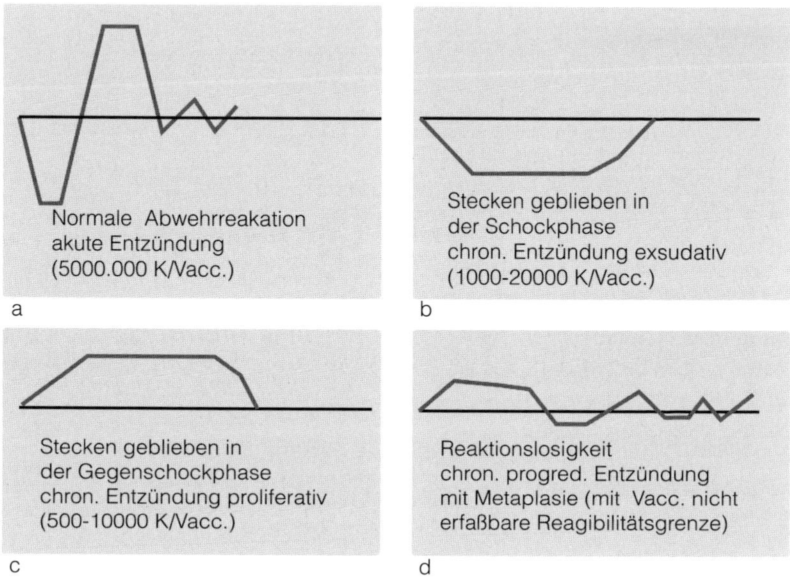

Abb. 2 Abwehrstörungen und zugehörige typische klinische Krankheitsbilder

1.2.3 Störungen in der Regulation

Aus diesen vielfältig belegten Studien wird uns ein Ordnungsprinzip des Lebens gleichnishaft präsentiert, das in der Zeiträumlichkeit auf allen Seinsebenen gleichermaßen Gültigkeit hat.
Gesundes Leben ist ein *rhythmisches Oszillieren zwischen zwei Polen*, ein synergistischer Antagonismus, der sich in regelmäßigen Zeitintervallen wandelt. In dieser Wandlungsfähigkeit von dem notwendigen Zerfall ins Chaos bis zur Neufindung der größeren Komplexität einer

höheren Ordnung erkennen wir die liebevoll dargereichte Chance einer Verwandlung in Richtung zur Vollkommenheit und ahnen die schöpferische Kraft, die in allem Lebendigen ist.

> Wenn also gesundes Leben von Rhythmen getragen wird, so ist Kranksein in erster Instanz Rhythmusverlust.

Betrachten wir unter diesen Prämissen noch einmal die **Ambivalenz der Arznei** im Zusammenhang mit den Dosis-Wirkungsbeziehungen, die ARNDT-SCHULZ im Hinblick auf jeden Reiz formuliert hat.
Zunächst möchte ich mit einem Zitat von dem Begründer der Homöopathie diese Umkehrwirkung nochmal in imaginativer Weise zum Perzipieren anschwingen lassen:
SAMUEL HAHNEMANN schreibt in seinem klassischen Werk »Organon der Heilkunst« folgendermaßen:
»Jede auf das Leben einwirkende Potenz, jede Arznei, stimmt die Lebenskraft mehr oder weniger um, und erregt eine gewisse Befindensveränderung im Menschen auf längere oder kürzere Zeit. Man benennt sie mit dem Namen: **Erstwirkung**. Sie gehört, obgleich ein Produkt aus Arznei und Lebenskraft, doch mehr der einwirkenden Potenz an. Dieser Einwirkung bestrebt sich unsere Lebenskraft ihre Energie entgegenzusetzen. Diese Rückwirkung gehört unserer Lebens-Erhaltungs-Kraft an und ist eine automatische Tätigkeit derselben, Nachwirkung oder **Gegenwirkung** genannt.«

1.2.4 Eigenarten der dosisvariablen Anwendung

Wenn ein gesunder Organismus von einem Reiz getroffen wird, dann können sich je nach Dosis folgende Situationen ergeben, wie KALBERMATTEN es darlegt:

① **Sehr hohe Dosis**

Primärwirkung = starke Giftwirkung

Sekundärwirkung bleibt infolge Schädigung des Organismus *blockiert.*

Diese Reaktionsweise finden wir in der Regel unter der Therapie mit chemischen Pharmaka.

② **Hohe Dosis**

Primärwirkung = leichte Giftwirkung

Sekundärwirkung: Stark

Diese Form der Auswirkung wird häufig durch Phytotherapeutika erzielt.

③ **Mittlere Dosis**

Primärwirkung = wahrnehmbar

Sekundärwirkung ist *vorhanden*

hier bewegen wir uns in dem Wirkungsspektrum, das wir in der Regel sowohl bei Phytotherapeutika als auch bei Homöopathika beobachten.

④ **Tiefe Dosis**

Primärwirkung ist *nicht wahrnehmbar*

Sekundärwirkung ist *vorhanden*

Wirkungsweise in der Homöopathie, auch bei Phytotherapeutika in niedrigen Dosen.

⑤ **Sehr tiefe Dosis**

Primärwirkung ist *nicht mehr wahrnehmbar*

Sekundärwirkung ist *nicht mehr wahrnehmbar.*

Die **allopathische Therapie** macht sich die **Primärwirkung** zunutze, weshalb sich auch die relative Gleichartigkeit der Reaktion bei allen Behandelten erklären läßt, denn es ist die unmittelbare Arzneiwirkung.
In der Homöopathie setzt man auf Sekundärwirkung, also auf die Antwort des Organismus auf einen kleinen Reiz, der möglichst gleichsinnig mit dem krankmachenden Schlüsselreiz ist, damit die Anregung der Selbstheilungskräfte gegen eben diesen Reiz durch einen Zweitanstoß gegeben wird.

Allopathisch oder homöopathisch ist also nicht die **Eigenschaft einer Arznei**, sondern vielmehr die **Eigenart der dosisvariablen Anwendung**.

Kommen wir zurück zur Eigenbluttherapie. Wir sehen, daß wir mit Hilfe dieser differenzierten Kenntnisse ihr breites Indikationsfeld besser verstehen können. Zu allen Zeiten wurde sie vor allem dann eingesetzt, wenn in einem Krankheitsgeschehen die Selbstheilungskräfte erschöpft oder überfordert waren. In unserer Jetztzeit gilt dies um so mehr, da wir immer deutlicher erfahren, daß **Eigenblut** das **naturgerechteste** und **individuell treffsicherste Immunmodulativum** ist, das es gibt.

Die modulierte, das heißt verbesserte Immunantwort ist aber eindeutig die **Zweitwirkung**, das heißt die *Reaktionsantwort des Organismus.*

Um die effizienteste Zweitwirkung zu erzielen, brauchen wir, wie wir gesehen haben entweder:

1. Mittlere Dosen

bei denen die primäre Wirkung (Temperaturanstieg, Leukozytenanstieg, leichte Lokalreaktion) noch wahrnehmbar ist, die volle Wirkung der Sekundärphase aber zum Tragen kommt (Anregung von angepaßten Antikörpern, Aufarbeitung liegengebliebener toxischer Schadstoffe, Reparatur lückenhafter Abwehrmaßnahmen, Stabilisierung gegenüber wiederholter Keiminvasion).

oder

2. Tiefe Dosen

bei denen die Primärwirkung nicht mehr wahrnehmbar ist, die Sekundärwirkung aber voll eintritt.

▷ Die erste Wirkungsform verwirklichen wir, wenn wir **unverdünntes Eigenblut** in relativ kleinen Dosen parenteral zur Anwendung bringen.

▷ Die zweite Form bestätigt sich bei der Therapie mit **potenziertem Eigenblut**, das entweder peroral oder parenteral zur Anwendung kommt.

1.2.5 Empfehlungen zur optimalen Eigenblut-Dosierung

Aus diesen Begründungen werden Sie leicht nachvollziehen können, warum meine Therapieempfehlungen im Hinblick auf die Dosierung des Blutes bei der *klassischen Form* der Eigenblutbehandlung sehr klar abzugrenzen sind und dies um so sicherer, weil ich diese Richtgröße in der täglichen Praxis aus direkter Erfahrung bestätigen kann.

Meine Dosierungsempfehlung:

- Man entnimmt aus der Cubitalvene der **linken Seite 1 ml Blut** und injiziert es anschließend subcutan oder intramuskulär im Bereich des Gesäßes auf der gleichen Seite.
- Nach 3–4 Tagen wiederholt man diese Behandlung auf der **anderen Körperseite**. Man führt diese seitenwechselnde Therapie insgesamt **3 Wochen** durch **bei gleicher Dosis**.
- Anschließend erhöht man die Blutmenge auf **2 ml** und therapiert in gleichen Intervallen über ebenfalls **3 Wochen**.
- Danach ist in den meisten Fällen das Therapieziel (Immunmodulation, Stoffwechselentlastung) bereits erreicht.
- Hat man erst eine Etappe geschafft, **wiederholt** man die gesamte Prozedur **nach 6 Wochen**.

Wichtiger Therapiehinweis:

Von höheren Dosen sehe ich grundsätzlich ab, da es zu heftigeren Primäreinwirkungen kommt, die eine zusätzliche Belastung für den Patienten bedeuten und im Hinblick auf die Zielsetzung, die in der möglichst effizienten Sekundärwirkung mit ihren immunmodulativen Effekten liegt, nur von Nachteil sein kann.

1.3 Behandlungsschema für eine klassische Eigenbluttherapie

1. Woche	
Montag	1 ml Blut aus linker Cubitalvene Reinjektion li. Gesäß
Donnerstag	1 ml Blut aus rechter Cubitalvene Reinjektion re. Gesäß
2. Woche	
Montag	1 ml Blut aus linker Cubitalvene Reinjektion li. Gesäß
Donnerstag	1 ml Blut aus rechter Cubitalvene Reinjektion re. Gesäß
3. Woche	
Montag	1 ml Blut aus linker Cubitalvene Reinjektion li. Gesäß
Donnerstag	1 ml Blut aus rechter Cubitalvene Reinjektion re. Gesäß
4. Woche	
Montag	2 ml Blut aus linker Cubitalvene Reinjektion li. Gesäß
Donnerstag	2 ml Blut aus rechter Cubitalvene Reinjektion re. Gesäß
5. Woche	
Montag	2 ml Blut aus linker Cubitalvene Reinjektion li. Gesäß
Donnerstag	2 ml Blut aus rechter Cubitalvene Reinjektion re. Gesäß
6. Woche	
Montag	2 ml Blut aus linker Cubitalvene Reinjektion li. Gesäß
Donnerstag	2 ml Blut aus rechter Cubitalvene Reinjektion re. Gesäß

1.4 Indikationen und Therapiekonzept

Die Indikationen für die klassische Eigenbluttherapie sind klar zu benennen:

① **Abwehrschwächen**
② **Nicht ausregulierte** Erkrankungen mit Neigung zu **Chronifizierungen**
③ **Herdbelastungen**
④ **Furunkulosen**
⑤ **Dermatosen**
⑥ **Reagibilitätsschwächen**

Ausdrücklich betonen möchte ich an dieser Stelle, daß bei allen den genannten Erkrankungsformen *immer eine Terrainbelastung* zugrunde liegt, *die in jedem Falle mittherapiert* werden muß. Entgiftungs- und Ausleitungsverfahren wie:

▷ Heilfasten
▷ Trinkkuren
▷ antihomotoxische Therapie
▷ mikrobiologische Behandlung
▷ diätetische Korrekturen
▷ heilmittelinduzierte und manuelle Lymphdrainage

müssen je nach Schweregrad *ergänzend* zum Einsatz kommen.

Diese grundsätzlich ganzheitstherapeutischen Begleitmaßnahmen haben bei allen Formen von Eigenbluttherapien gleichermaßen Gültigkeit.

Im Folgenden möchte ich über eine besondere Form von Eigenbluttherapie sprechen, die in meiner Praxis inzwischen die größte Bedeutung gewonnen hat.

2. Therapie mit potenziertem Eigenblut

2.1 Das potenzierte Eigenblut als Nosode

2.1.1 Was versteht man unter »Nosoden«?

Krankheitsauslösende oder krankheitstragende Agentien, die in entsprechend verdünnter Form dem Organismus ähnlich einer Impfung erneut einverleibt werden, nennt man *Nosoden.*
Die informationsreichste Nosode ist das eigene Blut. Immerhin sind die genetischen Vorgaben aller Antikörpermuster, womit das Individuum in sein Dasein entlassen wurde, gespeichert, auch deren erbliche Defizite oder Lücken. Gleichzeitig finden wir im Blut aber auch die Spuren des bisherigen individuellen Lebens mit allen seinen Abwehrschlachten, die siegreich beendet oder aber von Niederlagen gezeichnet waren.
Wir finden die Spuren nicht bewältigter Toxine, nicht verstoffwechselter oder zur Ausscheidung gebrachter Metaboliten und nicht abzubauender Schadstoffbelastungen. Unser Blut ist der zentrale, allesumfassende Informationsspeicher unseres Organismus.

2.1.2 Wirkungsmechanismen und Potenzierungsprozeß

Wie können wir uns nun die Wirkungsweise von Nosoden, insbesondere aber von potentiertem Eigenblut als Nosode, vorstellen?
Hahnemann bekannte schon: »Der erhabenste Weg, der erste Weg den die praktische Heilkunde betreten kann, ist, die Grundursachen der Übel hinwegzunehmen oder zu zerstören.«
Er betonte aber auch: »Der Arzt muß dem Organismus den Feind in geeigneter Form zeigen.«
Wie sind diese Zitate zu verstehen?
Am einfachsten zu vermitteln ist die Bedeutung dieser Aussagen, wenn wir sie intuitiv aufnehmen über mythologische Sinnbilder.
Mythologien sind Erdungen ewiger Wahrheiten, die sich in unterschiedlichen Kulturkreisen in anderen Gewändern gleichsinnig den suchenden Menschen als Erkenntnischancen anbieten.
Die Wunde des *Telephos*, die ihm *Achill* beigebracht hat, konnte nur heilen, als auf Anraten von *Odysseus* ein paar Rostspäne seiner Waffe in diese Wunde eingebracht wurden.
Im Parsifal heißt es:
»Es schließt die Wunde der Speer nur, der sie schlug.«
Schon wieder begegnen wir der Ambivalenz eines Agens, das *zugleich Gift und Heilmittel* ist. Interessanterweise bedeutet im Griechischen »Pharmakon«: Heilmittel und gleichermaßen Gift.

Natürlich kann Gift nicht zugleich Heilmittel sein. Damit aus einem krankmachenden Stoff ein heilbringender werden kann, ist eine Veränderung, eine Umkehrung, eine Verwandlung im Sinne einer Verfeinerung erforderlich.

Die homöopathische Arzneizubereitung der stufenweisen Verdünnung und rhythmischen Verschüttelung ist ein Verfahren, bei dem dieser Prozeß der Verfeinerung durchgeführt wird. Dabei wird eine Reduktion der Materie zugunsten der Energie vollzogen.

Mit diesem Verfahren wird das krankmachende oder krankheitstragende Agens *seiner Virulenz beraubt*, die Information des ursprünglichen »Feindbildes« oder auch das Echo der unzureichenden immunologischen Strategien wird in einer sanften, aber gezielten Redundanz den Abwehrsystemen erneut präsentiert und somit ein erneuter Appell an die Selbstheilungskräfte gerichtet.

Unsere immunkompetenten Zellen arbeiten analog mit unserem Bewußtsein. Die Konditionierung erfolgt über Lernschritte, die ein bewertungsfähiges Gedächtnis hinterlassen und damit künftige bessere Erkenntnismöglichkeiten induzieren.

Durch den Prozeß der Potenzierung, bei dem die heilbringende Botschaft aus ihrem krankmachenden Dichtigkeitsgrad herausgelöst wird, braucht der Organismus sich die Noxe nicht mehr substantiell einzuverleiben, sondern es wird ihm über einen Informationsträger quasi das »Erinnerungsphoto« neu eingespielt, damit er den Erstkonflikt neu bearbeiten kann. Wir kennen alle aus der Psychologie die Kraft der Imagination, welche enorme Wirkungen auf die vegetativ gesteuerten Regelkreise unseres Organismus hat.

Denken wir an die hyperergischen Reaktionen eines Pollinosekranken, der das Vollbild eines Heuschnupfenanfalls produziert, wenn man ihn vor ein naturalistisches Heuerntebild setzt. Seine übersteigerte Abwehr reagiert bereits bei der Präsentation des vermeintlichen Feindbildes.

So geben wir mit einer Nosode dem lebenden System ein »Bild« ein, denn es bedarf keiner leiblichen Wiederholung von Erfahrung, um reagieren zu können.

Auto-Nosode

Wenn wir das gleiche Abbild präsentieren, handeln wir nach dem Prinzip der Isopathie und setzen eine Auto-Nosode (z. B. *Eigen-Blut* oder *Eigen-Harn*) ein.

Hetero-Nosode

Benutzen wir nur ein ähnliches Bild, so agieren wir homöopathisch und verwerten, auf die Sprache der Nosoden übersetzt, Hetero-Nosoden (*Bakterien, Viren, infizierte* oder *kranke Gewebe, Toxine,* etc.)

2.1.3 Technik der Herstellung in der ärztlichen Praxis

▷ Man fertigt die Verdünnungsreihe, indem man sich zunächst 12 oder 18 sterile 10 ml-Fläschchen mit Verschlußkappe und Saugpipette zurechtstellt und mit Etiketten von C1 bis C12 bzw. bis C18 versieht.

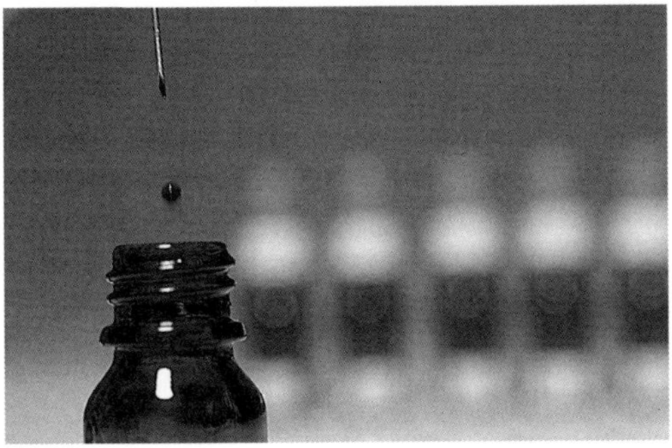

Abb. 3

▷ In jedes dieser Fläschchen werden 99 Tropfen (oder äquivalente Menge in einer graduierten Spritze) 30 % Äthanol eingebracht. Diese Vorarbeit kann von den Helferinnen übernommen werden. Wir haben solche vorgefertigten Sets, entweder C1 bis C12, oder C1 bis C18 in der Praxis vorrätig.

> Dem Patienten, für den diese Therapie vorgesehen ist, wird aus der Vene, bei kleinen Kindern aus dem Ohrläppchen Blut entnommen und 1 Tropfen davon läßt man in die erste Flasche fallen.

▷ Danach wird die Verschlußkappe aufgesetzt und diese Mischung wird kräftig in rhythmischen Schüttelschlägen 7–10 mal potenziert. Dann entnimmt man mit der Pipette aus dieser C1-Lösung einen Tropfen und bringt ihn in die zweite Flasche ein.

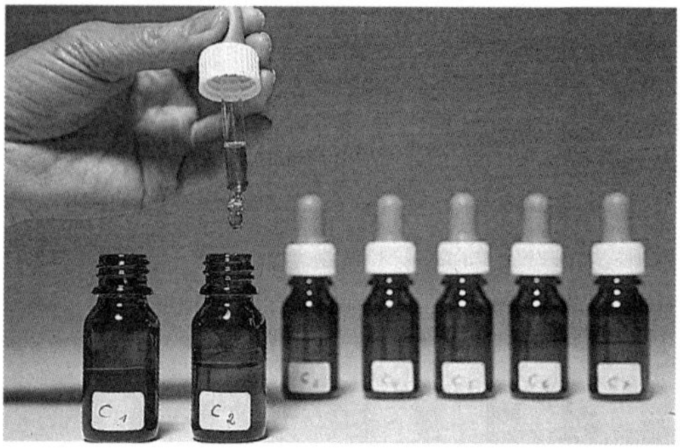

Abb. 4

▷ Nach Verschließen mit der Plastikkappe wird diese Mischung ebenfalls in gleicher Weise verschüttelt und man erhält die Potenz C2. Mit der Pipette dieser Flasche wird wieder ein Tropfen in die nächste Flasche gebracht und man setzt das Verfahren bis mindestens zur C12 oder höchstens zur C18 fort.

2.1.4 Die Anwendung einer potenzierten EB-Nosoden-Reihe

Wir geben den Patienten die ganze Verdünnungsreihe mit nach Hause mit entsprechender *Dosierungsanleitung*.
Diese sieht wie folgt aus:

2.1.4.1 Allergien

C12 ——► 2 x wöchentlich 2 x 5 Tropfen ——► 1 Woche lang
C11 ——► 2 x wöchentlich 2 x 5 Tropfen ——► 1 Woche lang
C10 ——► 2 x wöchentlich 2 x 5 Tropfen ——► 1 Woche lang
——► und so weiter, jeweils eine Woche lang absteigend bis **C4**.

Die Gesamteinnahmezeit beträgt 9 Wochen. Danach wird eine Woche pausiert und die gesamte Prozedur wiederholt.

Therapiehinweis:

▷ Sollte nach dem zweiten Durchgang kein befriedigendes Ergebnis vorliegen, wird nach 4 Wochen eine neue Potenzreihe angefertigt, die man theoretisch aus der C3 der ersten Präparation herstellen kann. Ich bevorzuge jedoch eine Neuanfertigung mit einer aktuellen Blutentnahme, da ja sicher von der Reagibilitätslage des Patienten eine veränderte Situation vorliegt.

2.1.4.2 Hochgradige allergische Diathesen und Auto-Aggressions-Erkrankungen

C18 ——→ 2 x wöchentlich 2 x 5 Tropfen ——→ 1 Woche lang
C17 ——→ 2 x wöchentlich 2 x 5 Tropfen ——→ 1 Woche lang
C16 ——→ 2 x wöchentlich 2 x 5 Tropfen
——→ jeweils 1 Woche lang bis zur **C4**.

Der Behandlungszeitraum beträgt hier 15 Wochen und die Einnahmen der Potenzierungsreihe kann nach 1wöchiger Pause ebenfalls wiederholt werden. Auch hier können nach entsprechenden Zeitintervallen von 4 bis 8 Wochen Wiederholungen durchgeführt werden.

Therapie-Hinweis:

▷ Sollten bei einer Potenzstufe Verschlimmerungsreaktionen auftreten, dann geht man zwei Schritte zurück und nimmt einen neuen Gegensensibilisierungsanlauf.

2.1.4.3 Abwehrschwäche und Infektanfälligkeit

C7 ——→ 2 x wöchentlich 2 x 5 Tropfen ——→ 1 Woche lang
C9 ——→ 2 x wöchentlich 2 x 5 Tropfen ——→ 1 Woche lang
C12 ——→ 2 x wöchentlich 2 x 5 Tropfen ——→ 1 Woche lang
Danach 1 Woche Pause und Wiederholung des Durchgangs.

Therapie-Hinweis:

▷ Sollte das Ergebnis nicht zufriedenstellend sein, was äußerst selten der Fall ist, dann wiederholt man die Therapie nach einem Monat in der gleichen Weise mit *neu angesetzter* Eigenblutpotenzreihe.

2.1.5 Erfolgsparameter und therapeutische Kombinationsmöglichkeiten

Nun zu den Erfolgsmeldungen, die ja für uns alle die entscheidensten Parameter für die Qualität einer Therapie sind.

Allergiebehandlung

Bei den Eigenblutpotenzierungen zu 2.1.4.1 und 2.1.4.2 führen wir ja eine *Gegensensibilisierung* durch. Sie sind bei Allergien in **ca. 60 %** der Fälle **erfolgreich**, wobei in der Regel die Behandlung 2 bis 3 Jahre saisonal durchgeführt werden muß.

> Beachtet werden muß bei dieser Form von Eigenblutgegensensibilisierung, daß sie **während der Saison**, also im Vollbild der aktuellen Symptomatik, durchgeführt wird.

Die Patienten kommen, wenn sie die ersten deutlichen Erscheinungen haben, zur Blutentnahme, da man dann mit dem Blut die aktuelle Antikörperproduktion als Ausgangsbasis der Therapie hat. Es sollen ja mit der Therapie Antikörper gegen die überschießenden Antikörper entwickelt werden.
Wenn man dann die subjektiv unangenehmen ersten Wochen der allergischen Erkrankungen, wie Pollinosen, Asthma etc. mit einer **Akupunktur** begleitet und symptombezogene **Homöopathika** einsetzt, braucht man selten mit schärferen Geschützen aufzufahren bis der Effekt der Eigenblutgegensensibilisierung greift. Immer führen wir gleichzeitig, wenn angezeigt – und das ist es meistens – eine **mikrobiologische Therapie** durch.

Autoaggressions-Erkrankungen

Bei Autoaggressionen ist die Therapie mit potenziertem Eigenblut als *Informationsimpuls* gedacht, der die Erkennungsfähigkeit des Immunsystems, das sich ja zur Antikörperbildung gegen körpereigene Substanzen verirrt hat, erneuern und korrigieren kann. Da bei Autoaggressionskrankheiten die Reagibilität soweit entgleist ist, daß schon kleinste Reize immunmodulativer Art akute Entzündungsschübe auslösen können, muß man hier in **jedem Falle bis zur C18** hochpotenzieren, um keine Verschlimmerungsreaktionen auszulösen.
Die **Begleittherapie** ist bei diesen Erkrankungen sehr aufwendig und vielseitig:

- Antihomotoxische Heilmittel
- Antioxidantien
- Ausleitende Verfahren
- Enzymbehandlungen
- Mikrobiologische Aufbausanierung
- Orthomolekulare Substitution
- Spezielle Entgiftungstherapie mit Nosoden.

Diese Heilmittel und Maßnahmen bilden die Palette, mit der man die Progredienz solcher chronischen Krankheiten aufhalten und eventuell nötige immunsuppressive oder entzündungshemmende Begleitbehandlungen auf Mindestdosen reduzieren und schädliche Nebenwirkungen minimieren kann.

Abwehrschwäche und Infektanfälligkeit

Von der dritten Indikations-Form der potenzierten Eigenbluttherapie berichte ich am liebsten, da es eine tägliche Freude ist, die Erfolge zu erleben. Der Aufwand ist beinahe lächerlich, der Effekt schier unglaublich.

Er ist für mich die einfachste und eleganteste Form geworden, die chronisch infektgefährdeten Klein- und Schulkinder, die sich im Ping-Pong-Effekt ihre Viren und Bazillen zuhusten und -schniefen, auf ganz schnelle Weise zu stabilisieren.

Gerade *nach Kinderkrankheiten* kennen wir die *Phasen der Anergie*, bei dem die kaum gesundeten kleinen Helden alles einsammeln, was es an Krankheitserregern gibt und sich auf diese Weise nicht erholen können. In diesen Fällen wirkt das potenzierte Eigenblut Wunder. – Daneben aber den Darm und die meistens fällige **Symbioselenkung nicht vergessen**!
Genauso erfolgreich ist diese Behandlung bei Kindern, die mehrfach hintereinander wegen eines Infektes, meistens *Tonsillitis, Sinusitis* oder *Bronchitis,* mit *Antibiotika* therapiert wurden und deren Abwehr nicht nur durch die Krankheit, sondern auch durch die Therapie reduziert ist. Hier ist die **begleitende Symbioselenkung** besonders wichtig.
Wenn Sie, verehrter Leser dieser Zeilen, zu keiner einzigen Form von Eigenbluttherapie bisher Zugang gefunden haben, dann möchte ich Sie anspornen, diese einfache Methode in Anwendung zu bringen. Sie müssen aber darauf gefaßt sein, daß Sie dann den berühmten Saulus-Paulus-Effekt an sich selbst erleben.
Nebenwirkungen sind in der Regel nicht zu erwarten. Auf allenfalls leichte und kurzdauernde Erstverschlimmerungen, die ja in diesen Fällen erfreulich und erwünscht sind, da sie ein Parameter für die intakte Reagibilität darstellen, sollte man die Eltern oder den Patienten erklärend hinweisen.
Ich hoffe, daß die Ausführungen in diesem Kapitel ermutigend für interessierte Kollegen sind, damit noch vielen Betroffenen, vor allem unseren Kindern auf diese einfache Weise Hilfe gegeben werden kann.

2.2 Gegensensibilisierung mit potenziertem Eigenblut nach THEURER

2.2.1 Besonderheiten und Techniken der Herstellung

Die Gegensensibilisierung mit Eigenblut nach THEURER ist, vom Prinzip der Wirkung aus betrachtet, mit den geschilderten, selbstgefertigten Blutzubereitungen gleichsinnig.

▷ Nur werden vor der Herstellung der Potenzreihe dem Blut Serumaktivatoren (kolloidale Komplexverbindungen aus Aluminiumhydroxid oder Kieselsäure) zugesetzt.
Diese bewirken, daß die autologen Antikörper zu spezifischen Immunogenen umgewandelt werden. Dadurch wird die Bildung von Anti-Auto-Antikörpern initiiert (THEURER). Es handelt sich also um eine *spezifische Immunsuppression autologer Antikörperfraktionen.*

Die stufenweise Verdünnung wird bei dieser Methode in der Regel bis zur C12 im eigens dafür eingerichteten Labor der Firma **Vitorgan** angefertigt.

▷ Die hergestellten Präparate können sowohl zur parenteralen wie zur peroralen Applikation (Kinder) angefordert werden. Auf Wunsch wird die Potenzreihe bis zur C18 erweitert.

Die Dosierung und Zeitmusterangabe für die beiden von THEURER entwickelten Formen einer gegensensibilisierenden Eigenbluttherapie sehen Sie in folgender Abbildung (siehe nächste Seite):

Hinweis:

Voraussetzung zur Herstellung einer Gegensensibilisierung ist die Einsendung von ca. 10 cm^3 Citratblut des Patienten *vor Therapiebeginn.*

Bedenkenswert:

Zwei – sicher nicht sehr bedeutungsvolle – Nachteile dieser Methode sind im Verlauf von mehreren Jahren in unserer Praxis augenscheinlich geworden:

- Es gibt – wenn auch selten – Überempfindlichkeiten gegenüber dem Serumaktivator.
- Der lange Zeitraum zwischen Blutentnahme und Eintreffen der Präparation ist ungünstig. Er kann entstehen oder verstärkt auftreten, wenn die saisonalen Allergien, die sehr gehäuft und gleichzeitig auftreten, für technische Engpässe im Labor sorgen.

ABSENDER:

Bitte ausreichend freimachen

Please affix sufficient postage

....

Unterschrift

....

Name (möglichst Stempel)

....

PLZ Ort

....

Straße

....

Datum

Printed in Germany 1995

ANTWORT

SONNTAG Verlag
Postfach 30 05 04

70445 Stuttgart

LESER-SERVICE

Ich arbeite auf dem Gebiet: ....

Bitte informieren Sie mich zukünftig regelmäßig über folgende Themen:

☐ Veterinärmedizin
☐ Homöopathie
☐ Phytotherapie

☐ Senden Sie mir bitte ein **Sonntag** Verlagsverzeichnis

Diese Karte habe ich entnommen aus: ....
58043

Herstellungsablauf und Wirkungsweise der Gegensensibilisierung

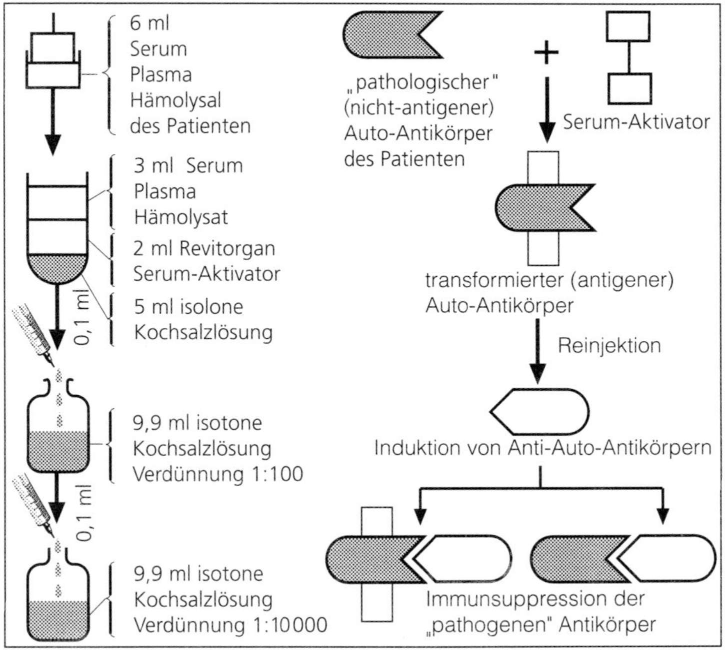

Links: Aufbereitung des Eigenbluts eines Patienten zur Gegensensibilisierung.
Rechts: Ablauf der Immunmechanismen bei der Gegensensibilisierung.

Abb. 5 Empfehlungen für die praktische Anwendung von **Allergostop**® I nach Theurer. (Mit freundlicher Genehmigung der **vitOrgan** Arzneimittel GmbH; Serochemisches Labor, Ostfildern).

1. Intrakutane Quaddelung (z. B. paravertebral) oder subkutane Injektionen

Behandlungsschema für die Gegensensibilisierung (GS)

1. Tag	0,2 ml 10^{-12}
2. Tag	0,4 ml 10^{-12}
3. Tag	0,2 ml 10^{-10}
4. Tag	
5. Tag	0,4 ml 10^{-10}
6. Tag	
7. Tag	0,2 ml 10^{-8}
8. Tag	
9. Tag	0,4 ml 10^{-8}
10. Tag	
11. Tag	0,2 ml 10^{-6}
12. Tag	
13. Tag	0,4 ml 10^{-6}
14. Tag	
15. Tag	0,2 ml 10^{-4}
16. Tag	
17. Tag	0,4 ml 10^{-4}

Die Injektionstermine können um 1–3 Tage variiert werden.

Der Tip:

> Beide Umstände fallen weg, wenn man die Potenzreihe in der eigenen Praxis fertigt.

2.2.2 Indikationen und Anwendung

Die Indikationen von Allergostop® sind:

Exogene Allergosen	Endogene Allergosen
Pollinose Ekzeme Asthma bronchiale	Rheumatischer Formenkreis wie Weichteilrheumatoide; Kollagenosen Hepatiden Thyreoiditis ZNS-Myelitiden Lupus erythematodes Agranulozytose

Kontraindikationen:

◀ Anwendung im ersten Trimenon
◀ Bei Neoplasien
◀ Bei akuten Infektionen nur unter Antibiotikaschutz.

Zur Anwendung:

Erfahrungsgemäß muß diese Form von Gegensensibilisierungen bei Allergien mehrfach durchgeführt werden, aber sie bringt, wie auch die von uns selbst hergestellte Potenzreihe schon während des ersten Durchgangs merklichen Erfolg.

2.2.3 Das ISF-Verfahren – spezielle Therapievariante

Eine weitere spezielle Eigenblutnosodentherapie stellt das sogenannte ISF-Verfahren dar.
Der Immunstimulations-Faktor ist eine Auto-Sanguis-Adsorbat-Nosode. Dieses dem Blut zugeführte Adjuvans dient dazu, die allergenwirksamen Faktoren in ihrer Struktur leicht zu ändern, um sie »im neuen Mantel« der Reaktion des Immunsystems deutlicher zu präsentieren.
Das verwendete Adjuvans ist ein Aluminiumoxidhydroxid-Silikatgel-Citratanlagerungskomplex.
▷ Das Eigenblutpräparat wird im akuten Stadium einer allergischen Reaktion unmittelbar in der Praxis gefertigt. Die vorbereiteten Flaschen für die Potenzierungsreihe mit dem frischen Blut des Patienten bis zur C9 können in einem praktischen Set im **Institut Mentop** angefordert werden.

2.3 Immunmodulation durch Kombinationsbehandlung von Eigenblut mit Biotherapeutika und Homöopathika

Prinzipiell kann man natürlich jede homöopathische oder phytotherapeutische, parenteral einzusetzende Arznei mit Eigenblut kombiniert spritzen. Insbesondere, wenn man immunmodulative Therapieziele verfolgt, ist dies eine bewährte Methode.

Allgemeine Beispiele:

Ich erinnere an die Injektion von homöopathisierten Formen von **Echinacin** oder von einer eiweißfreien Lösung aus Stoffwechselprodukten von Coli-Bakterien **(Colibiogen »Inj.« N)**, die wir bei chronischen Erkrankungen als »Zündkerzeneffekt« zum Anfachen immunologischer Regulationen gerne einsetzen.
Diese häufig praktizierte parenterale Eigenblutkombinationsbehandlung ist allgemein geläufig in Naturheilpraxen.

2.3.1 Die Auto-Sanguis-Stufenkur (Reckeweg-Eigenbluttherapie)

2.3.1.1 Grundlagen und Wirkungsmechanismen der Homotoxinlehre

Die Reckeweg-Eigenbluttherapie ist eng verwoben mit der antihomotoxischen Heilmethode und ist bekannt geworden unter dem Namen: »Auto-Sanguis-Stufentherapie«.

Aus der Sicht Reckewegs sind Krankheiten sinnvolle biologische Regulationen, die der Elimination von Homotoxinen dienen. Homotoxine sind Giftstoffe, die entweder von außen in den Organismus eingedrungen sind oder aber aus dem innerbetrieblichen Metabolismus anfallen.

▷ Reckeweg sieht in den verschiedenen Schweregraden von Krankheiten die Signaturen mehr oder weniger geschwächter Abwehrfunktionen und Inwelt-Vergiftungsstadien.

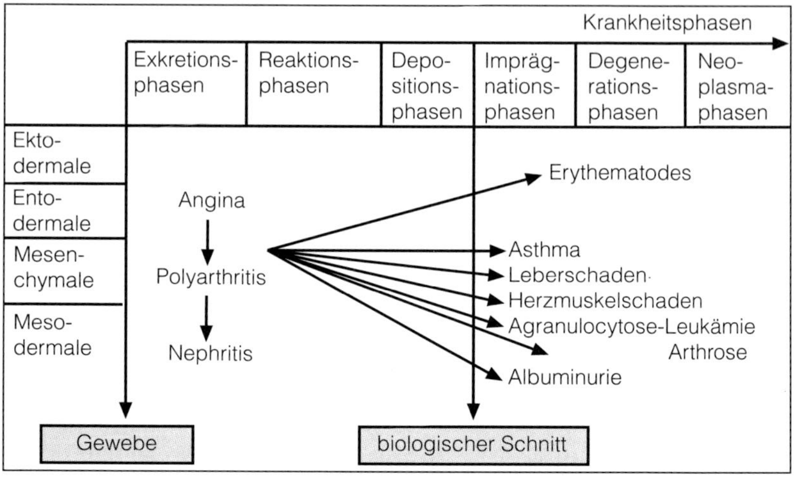

Abb. 6 Krankheitsstadien der Homotoxinlehre

A. Schweregrad von Krankheitsphasen

Je nach Schweregrad dieser Krankheitsphasen sind auch entsprechende Therapiekonzepte von ihm entwickelt worden.

Die Exkretionsphase

Die erste Phase bezeichnet Reckeweg als Exkretionsphase. Hier ist der Organismus *noch nicht eigentlich krank*, da er seine Homotoxine über die normalen Ausscheidungsfunktionen zur Elimination bringen kann (Leber, Darm, Niere, Lymphsystem, Haut- und Anhangsgebilde).

Die Reaktionsphase

In dieser zweiten Phase ist bereits eine deutlich erkennbare Antwort des Organismus auf ein krankmachendes Agens eingetreten; in der Regel in Form einer *Entzündung*, durch deren ausscheidungsfördernde Wirkung der Organismus eine Ausschleusung seiner toxischen Belastung zu erreichen sucht (vermehrte Exsudation durch Eiter, Katarrhe der Schleimhäute mit vermehrter Schleimbildung).

Die Depositionsphase

Die dritte Phase von Kranksein äußert sich in Abweichung des bisherigen Verhaltensmusters, bei dem versucht wurde, allen krankmachenden Ballast aus dem Organismus nach draußen zu befördern. Offenbar weicht der Organismus bei den Krankheiten der dritten Phase in den Weg der *Giftelimination durch Ablagerung* auf Schadstoffhalden aus. Diese »Mülldeponien« finden wir in unserem Organismus im mesenchymalen Bindegewebe. Der Organismus ist in die Depositionsphase gekommen.

Mechanismen der Grundregulation

Im Zelle-Milieu-System des *»Pischinger-Raums«* ist das organische Substrat, in dem das über Jahrmilliarden trainierte Abwehr- und Entgiftungssystem erster Instanz anzutreffen ist. Wenn die Inweltökologie in eine ernste Krise gerät, das heißt, die Entgiftungssysteme überfordert oder geschädigt sind, dann versucht das mesenchymale Bindegewebe die abgelagerten, nicht mehr zu phagozytierenden oder metabolisch zu inaktivierenden toxischen Materialien durch Proliferation der Fasersysteme gewissermaßen abzuscheiden und den vitalen Metabolismus vor allem der Organzellen vor diesen »Schädlingen« abzuschirmen.
Auf diese Weise können die typischen proliferativen interstitiellen Entzündungen, wie *Weichteilrheuma*, chronische interstitielle *Lungen- und Lebererkrankungen* entstehen, die wir in dieser dritten Phase beobachten!

Humorale und zelluläre Krankheitsphasen

Die bisher genannten drei Krankheitsphasen können, wenn keine weitere Schädigung hinzukommt, **spontan ausheilen** aufgrund der **Selbstheilungskräfte** des Organismus. RECKEWEG nennt sie deshalb die *humoralen Krankheitsphasen* mit Selbstheilungstendenz.

Danach folgt die »Schallmauer« des **biologischen Schnitts**. Nach dieser Trennungslinie begegnen wir den Krankheitsphasen, bei denen der Schädigungsgrad der Abwehrfunktionen so massiv ist, daß keine Selbstheilungs- sondern vielmehr eine **Verschlimmerungstendenz mit Chronifizierung** sich markiert. In der homotoxischen Nomenklatur handelt es sich um die *zellulären Krankheitsphasen*, da hier bereits Zellfermentschädigungen, also organische Krankheitsmanifestationen eingetreten sind.

Die Imprägnationsphase

So bezeichnet der Inaugurator der Homotoxinlehre die erste Krankheitsphase nach dem biologischen Schnitt – insgesamt die IV. Stufe – Danach schließen sich an:

Die Degenerationsphase

Die Neoplasmaphase

Progressive und regressive Vikariation

- Entwicklungstendenzen in Richtung Verschlimmerung werden unter dem Begriff **progressive Vikariation** subsumiert.
- Therapeutisches Ziel ist natürlich immer, eine Verbesserung des vorliegenden Krankheitsstadiums, das bedeutet im Reckeweg'schen Sinn, eine **regressive Vikariation**, zustande zu bringen.

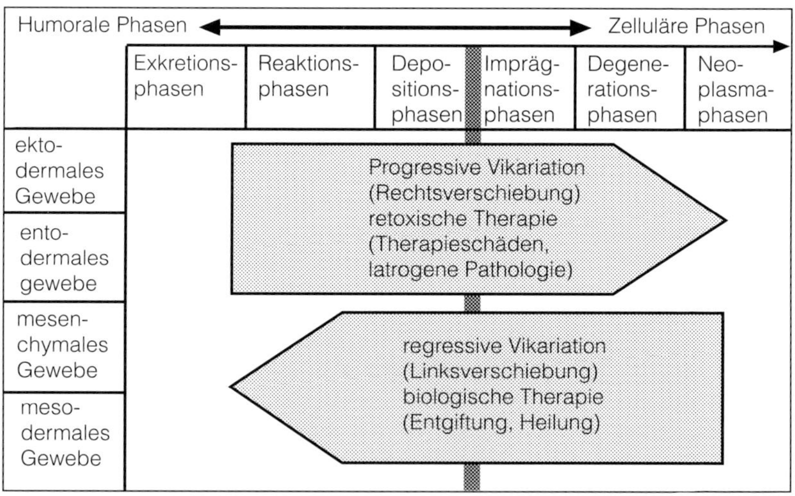

Abb. 7 Vikariationen

B. Antihomotoxische Heilmittel

Ich habe diese Grundverständnisbegriffe über die Homotoxinlehre von Reckeweg deshalb einleitend eingeflochten in unsere Betrachtungen, damit die sehr differenzierte Art der Heilmittelkompositionen für die Auto-Sanguis-Stufenkur verständlich wird.
Unter den antihomotoxischen Heilmitteln stehen uns folgende differenzierte Arzneien zur Verfügung:

- ▷ Homöopathische Komplexmittel
- ▷ Homöopathische Einzelmittel in Einzelpotenzen, in Potenzakkorden
- ▷ Homöopathisierte Allopathika, die bei arzneimittelinduzierten Störungen im Sinne von Nosoden eingesetzt werden
- ▷ Biokatalysatoren
- ▷ Nosoden
- ▷ Homöopathisierte Organpräparate.

2.3.1.2 Die Praxis der Auto-Sanguis-Stufenkur

Zunächst möchte ich nun die Technik dieser Art von potenzierter Eigenbluttherapie schildern.

Die Mittelwahl

Wie wir dem Namen dieser Methode entnehmen können, wird die parenterale Therapie *stufenweise* vorgenommen. Man wählt, dem individuellen Kranksein des Patienten entsprechend, eine *Komposition* von antihomotoxischen Heilmitteln, die man ihm in einer Sitzung nacheinander, jeweils *mit* einem weiteren Potenzierungsschritt der *Eigenblutnosode verbunden*, subcutan oder auch intramuskulär einspritzt.
Über die Auswahl der Heilmittel und ihre sinnvolle Einstufung in die Auto-Sanguis-Kur werde ich indikationsbezogene Anregungen geben, wenn wir den technischen Ablauf besprochen haben.

Blutentnahme

Zuerst entnimmt man also dem Patienten aus der Vene mit einer 5 ml Spritze ca. 2 ml Blut. Nach der Blutentnahme wird der Kolben der Spritze bis zum Anschlag angezogen und das Blut durch eine Kippbewegung gleichmäßig (Abb. 8) in der Spritze verteilt. Der Rest des Blutes wird ausgespritzt und verworfen.
Nun zieht man in die gleiche Spritze durch die gleiche Kanüle (Abb. 9) das oder die gewünschten Heilmittel auf und zieht den Kolben wieder bis zum Anschlag zurück, damit genügend freier Raum zur Verschüttelung geschaffen wird.

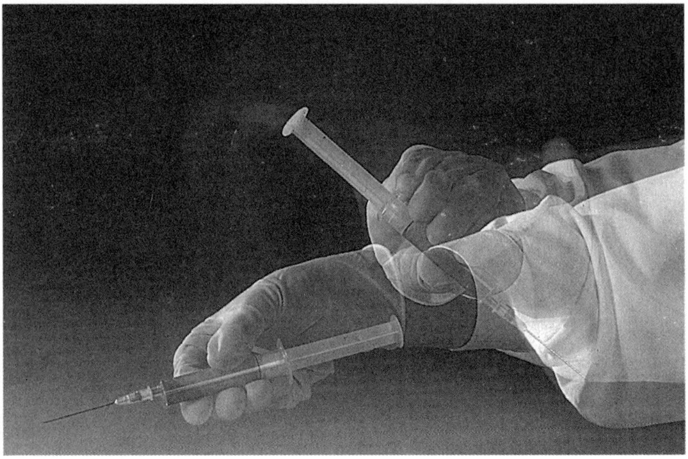

Abb. 8 Blutentnahme

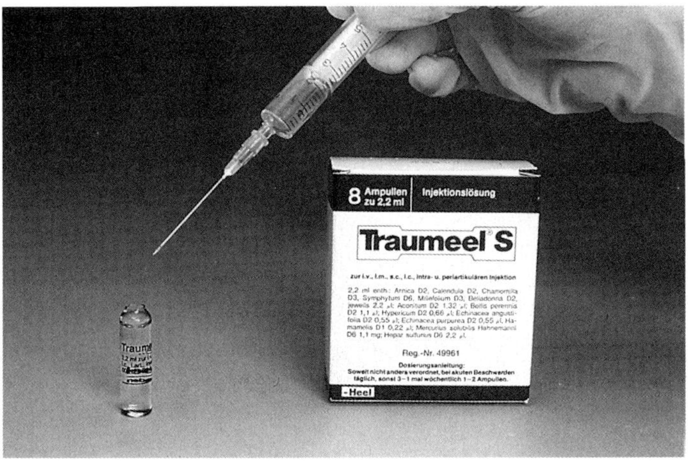

Abb. 9 Zugabe des Heilmittels

Jetzt kommt der entscheidende Vorgang der Potenzierung. Man dynamisiert das kleine Quentchen Blut, das in dem homöopathischen Heilmittel gelöst und verdünnt ist, indem man den Spritzeninhalt senkrecht ca. 7–12 mal kräftig rhythmisch verschüttelt. (Abb. 10)

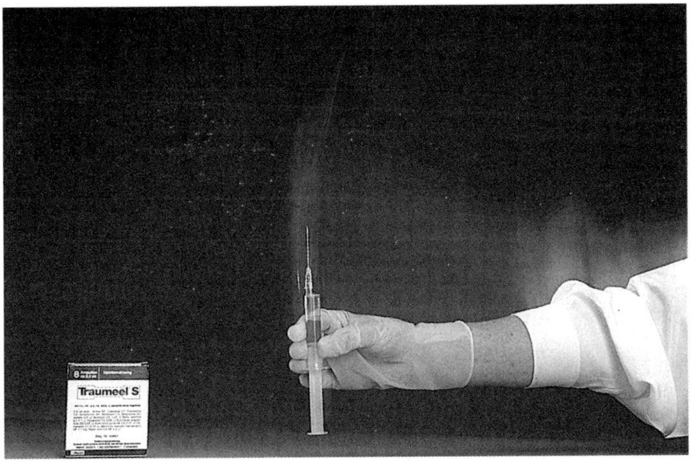

Abb. 10 Die Verschüttelung

Anschließend wird die Kanüle gewechselt und das Gemisch aus Komplexhomöopathikum mit der potenzierten Eigenblutnosode subcutan oder, wenn es ein größeres Volumen hat, intramuskulär injiziert (Abb. 11).

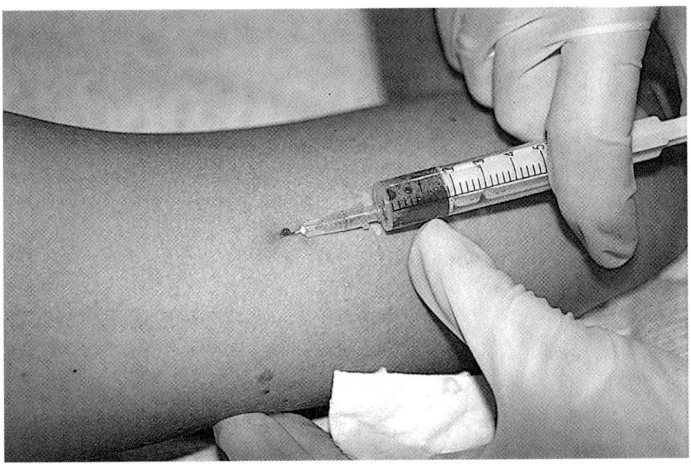

Abb. 11 Die Injektion

Ich bevorzuge die subcutane Injektionsform, da man hier den heilungsfördernden Impuls, zusammen mit der informativen Botschaft des eigenen Blutes, in den *Pischinger-Raum* gibt, den Ort also, wo die erste Reizantwort als biologische Grundregulation formuliert wird.

Die weiteren Therapieschritte:

Aus diesem Grund nehme ich für jede Stufe nie mehr als 2, höchstens 4 ml Spritzeninhalt, beschränke mich also auf 2–3 Präparate der antihomotoxischen Heilmittel, deren Ampullenvolumen 1 oder 2,2 ml umfassen.

Nach der ersten subcutanen Injektion werden mit der gleichen Spritze und der gleichen Kanüle die nächsten zu applizierenden Arzneien aufgezogen und der dynamisierende Potenzierungsvorgang wird wiederholt. Danach wechselt man die Kanüle wieder und vollzieht die zweite subcutane Injektion an einer anderen Stelle des Körpers.

Der Vorgang setzt sich in gleicher Weise fort. Man zieht mit der gleichen Spritze und der gleichen Kanüle die nächste Stufe der ausgewählten Arznei auf, verschüttelt die neue Blutverdünnung und schafft damit einen weiteren Potenzierungsschritt. Nach dem Wechsel der Kanüle wird dann diese neue Mischung wieder an einem anderen Ort subcutan injiziert.

Je nach Umfang der für die geplante Therapie erforderlichen antihomotoxischen Heilmittel werden in der Regel drei bis vier Stufen in einer Sitzung durchgeführt. Bei einem Zeitintervall von mindestens 3 Tagen zwischen den einzelnen Behandlungen erstreckt sich die Dauer der ganzen Kur durchschnittlich über 5 Wochen.

Der Tip:

Sollte das erwartete und beabsichtigte therapeutische Ziel unzureichend eingetroffen sein, macht man mindestens einen Monat Pause. Danach kann man erneut einen immunmodulativen und antihomotoxischen Heilungsschritt einleiten, indem man die Auto-Sanguis-Stufenkur wiederholt. Gegebenenfalls modifizieren wir bei der Auswahl der Komplexmittel.

2.3.1.3 Variante der Auto-Sanguis-Stufenkur nach LANNINGER-BOLLING

Nach den ersten Gehversuchen mit dieser Methode, die mich von der Sinnhaftigkeit und Wirksamkeit dieser komplexen Therapie überzeugten, habe ich eine Modifikation in meiner Praxis entwickelt, die technisch einfacher und sicher genauso effizient ist.

Durchführung:

▷ Ich ziehe das Komplexmittel der I. Stufe der vorgesehenen Auto-Sanguis-Stufenkur in eine 5 ml-Spritze auf.

▷ Dann punktiere ich die Cubitalvene des Patienten und aspiriere ca. 1 ml Blut, das sich innerhalb der Spritze mit dem Heilmittel mischt.

▷ Diese Mischung injiziere ich anschließend intravenös.

▷ Es bleibt ein Rest des Blutes, das mit dem Heilmittel vermischt und verdünnt wurde, im Spritzenkonus und der Kanüle zurück.

▷ Ich entferne Spritze und Kanüle aus der Vene und ziehe jetzt, ohne Kanülenwechsel, das oder die Heilmittel der 2. Stufe in die Spritze auf.

▷ Der Spritzenkolben wird bis zum Anschlag angezogen, um genügend Raum für den Potenzierungsvorgang zu schaffen.

▷ Jetzt wird die dynamisierende Verschüttelung, wie besprochen, durchgeführt.

▷ Nach Wechseln der Kanüle wird diese 2. Stufe subcutan appliziert, die weiteren Verdünnungs- und Potenzierungsschritte werden stufenweise fortgesetzt.
Auf diese Weise habe ich mir das lästige Ausspritzen und Verwerfen des Blutes nach der Blutentnahme in die leere Spritze erspart.

Diese Modifikation ist rationeller und darüberhinaus auch deshalb sinnvoll, weil man für die erste Stufe der Gesamtkur immer die personotropen, indikationsspezifischen, also symptombezogenen Heilmittel wählt, die man ja idealerweise auch intravenös einsetzen kann.

2.3.1.4 Therapiekonzepte für die Auto-Sanguis-Stufenkur

A. Der Stufenplan

Nach jahrzehntelanger Erfahrung mit der Auto-Sanguis-Stufenkur kann ich den Stufenplan in einer Reihenfolge empfehlen, wie er sich in meiner Praxis außerordentlich bewährt hat.

Stufe	Applikation	Heilmittel
I.	i. v.	Symptombezogene
II.	s. c.	Terrainmittel
III.	s. c.	Immunmodulative und organregenerative
IV.	s. c.	Nosoden

Auswahl der zugehörigen Heilmittel:

Stufe I

Die symptombezogenen Heilmittel dieser Stufe werden nach homöopathischen Prinzipien, entsprechend der *Leitsymptome* und der *Modalitäten* **personotrop** ausgewählt.

Stufe II

Als Terrainmittel sind unter den antihomotoxischen Komplexpräparaten verschiedene Möglichkeiten gegeben, die sich je nach Krankheitsphase, das bedeutet, je nach Schweregrad der Abwehrstörung, differenziert zusammensetzen

- An erster Stelle **Mesenchymdrainagemittel**, bsplw. *Lymphomyosot* oder *Thyreoidea cps.*
- In zweiter Instanz – vor allem bei Krankheiten jenseits des biologischen Schnittes – sind die sogenannten **»Biokatalysatoren«** angezeigt, die blockierte Zellfermentaktivitäten anfachen können wie *Ubichinon compositum, Coenzyme compositum.*

Zur Terrainbehandlung gehört aber

- drittens auch die Anregung sämtlicher **Entgiftungs-** und **Ausleitungsfunktionen** über Leber, Niere, Haut und Schleimhaut, bsplw. *Hepar cps., Solidago cps. Cutis cps. Mucosa cps.*

Stufe III

Hier eignen sich insbesondere die **Suis-Organpräparate**.

Stufe IV

Es werden **Nosoden** und eventuell homöopathisierte Allopathika verwendet.

Zwei klinische Beispiele sollen die Handhabung einleuchtend machen:

B. Fallbeispiel: Postinfektiöses Rheumatoid

Nehmen wir zum Beispiel ein postinfektiöses Rheumatoid nach einer streptokokkeninduzierten Angina, die mit Penicillin therapiert wurde. Die Auto-Sanguis-Stufen-Kur würde, wie folgt, ausgewählt werden können:

Stufe	Applikation	Heilmittel
I.	i. v.	bei linksseitiger Betonung **Lachesis injeel** und/oder **Traumeel**; bei rechtsseitigem Befall: **Lycopodium injeel** und/oder **Traumeel**
II.	s. c.	**Lymphomyosot**
III.	s. c.	**Tonsilla suis**
IV.	s. c.	**Streptococcus haemolyticus injeel**; **Penicillin injeel**

C. Fallbeispiel: Colitis ulcerosa

Als weiteres Beispiel wähle ich eine chronische Colitis ulcerosa als Repräsentantin einer Autoimmunerkrankung. Hier könnte die Auto-Sanguis-Stufenkur folgendermaßen aussehen:

Stufe	Applikation	Heilmittel
I.	i. v.	**Traumeel** **Podophyllum compositum**
II.	s. c.	**Lymphomyosot** **Hepar compositum**
III.	s. c.	**Mucosa compositum** **Coenzyme compositum**
IV.	s. c.	**Luesinum injeel** **Echinacea compositum** **Sulfonamid injeel** (falls Behandlungen mit ähnlich wirkenden Allopathika vorausgegangen sind)

Ich habe mit dieser Komposition ein Schulkind mit einer schweren, histologisch gesicherten, cortisonabhängigen Colitis nach mehrfach mit Sulfonamidabkömmlingen therapierten Harnwegsinfektionen, in drei Monaten ausgeheilt. Es versteht sich, daß eine entsprechende Diät und eine mikrobiologische Behandlung begleitend eingesetzt wurden.

Nicht immer sind natürlich Colitiden therapeutisch durch chemische Pharmaka induziert, aber man sollte sorgfältige Anamnesen erheben und solche Mitverursacher herausfinden, die man ja auch als mögliche Auslöser mit EAV oder verwandten Methoden austesten kann.
Ich wollte an diesen beiden klinischen Fällen, die ich meiner umfangreichen Kasuistik entnommen habe, aufzeigen, daß mit der Auto-Sanguis-Stufenkur eine sehr differenzierte und kreative Heilmethode zur Verfügung steht, die die potenzierte Eigenblut-Nosodentherapie vor allem bei **chronischen Krankheiten** umfassender macht, da sie die immunmodulative, abwehrkorrigierende Eigenblutinformation mit terrainbereinigenden, toxinausleitenden und organregenerativen Heilimpulsen erweitert.

3. Spagyrische Eigenblutbehandlung nach HEINZ

3.1 Grundlagen und Wirkungsmechanismen der Spagyrik

Die Spagyrik ist eine besondere handwerkliche Kunst, die aus der Alchymie hervorgegangen ist. Sie dient der Herstellung naturgerechter Heilmittel.

Das vielbenutzte Wort »naturgerecht« ist in diesem Falle tatsächlich am Platz. Die Arzneien werden nach Analogiegesetzen konzipiert, die alle Ebenen unserer Naturordnung umfassen. PARACELSUS sagte so trefflich: »Alle Kreaturen sind Buchstaben, des Menschen Herkunft zu beschreiben.«
Diese analoge Verknüpfung unseres Seins einschließlich aller strukturellen und energetischen Regelkreise, mit allen anderen Erscheinungs- und Seinsebenen, die innerhalb unserer Zeit-Raum wirksam sind und in diese hineinwirken, ist der Maßstab mit dem die spagyrischen Heilmittel komponiert werden.

3.1.1 Spagyrische Analogiegesetze

Sie finden in Abb. 12 eine Analogietabelle, aus der schnell verstanden werden kann, warum man einem Herzkranken Gold und einem Nierenkranken Kupfer gibt und Sie werden bei den analogen Heilkräutern mit Erstaunen die Weisheit der »alten« Ärzte entdecken, die in die Kompositionen von Komplexmitteln eingeflossen ist oder die klaren Indikationen für Heilkräuter oder Mineralstoffe geprägt hat.
HEINZ benutzte diese analogen Naturphänomene für seine besondere Form von spagyrischer Therapie in Kombination mit Eigenblut. Er suchte analoge Signaturen in den Kristallisationsbildern des menschlichen Blutes im Vergleich mit Pflanzen oder Mineralien.
Das Urphänomen des Simile, das Heilung bringt, wird hier erreicht, indem man zu dem individuellen, zeitgemäßen Kristallisationsbild des Blutes eines kranken Menschen das ähnlichste Kristallisationsbild aus dem Mineral-oder Pflanzenreich sucht und das entsprechend gefundene »Simile« als Heilmittel einsetzt.

Analogietabelle

Planeten	**Mond**	**Merkur**	**Venus**	**Sonne**	**Mars**	**Jupiter**	**Saturn**
Elemente	Wasser	Luft	Erde	Feuer	Feuer	Luft	Erde
Metalle	Silber	Quecksilber	Kupfer	Gold	Eisen	Zinn	Blei
Farben	indigo	orange	grün	goldgelb	rot	blau violett	violett schwarz
Wochentage	Montag	Mittwoch	Freitag	Sonntag	Dienstag	Donnerstag	Samstag
Organe	Gehirn Genitalorgane Magen	Lunge Lymphsystem Blutkapillaren Nervensystem	Niere Kehlkopf-region Darm	Herz Augen	Galle Muskeln Nägel Zähne Blase	Leber glatte Muskulatur	Milz Skelett
Konsti-tutionstyp	Pyknisch Feucht Kalt	Asthenisch Feucht Warm	Harmonischer Mischtyp Asthenisch Feucht Warm	Athletisch Heiß Trocken	Athletisch-Pyknisch Heiß Feucht	Asthenisch-Athletisch Warm Feucht	Asthenisch Kalt Trocken
Tempera-ment	Melancholisch	Sanguinisch	Phlegmatisch-Sanguinisch	Phlegmatisch-Cholerisch	Cholerisch	Sanguinisch-Phlegmatisch	Melancholisch
Drüsen	Verdauungs-drüsen	Bronchial-drüsen	Nebennieren	Thymus	Schilddrüse	Leber als Drüse	Lymphdrüsen
Tendenzen bei Krankheiten	Wirkt regulativ rhythmisierend	Wirkt informations-verzerrend	Wirkt dysharmonisch verhaltend	Wirkt anfachend dynamisierend	Wirkt aggressiv überschießend	Wirkt mangelhaft regenerierend	Wirkt erstarrend destruktiv

Psycho-somatische Funktions-kreise	Gemüt, Affekt-lage, Magen, Drüsen, Genitalorgane, Brustdrüsen	Denk-Organi-sation Neurosen – Psychosen Asthma Sprach-störungen	Emotionales Gleichgewicht Nieren-Blasen-leiden Hautkrank-heiten	Ich-Organisation Herz-Kreislauf-störung Entzündungen Reizzustände	Antriebs-verhalten Verletzungs-neigung Anämie-Kopf-schmerz Gallenleiden	Willensorgani-sation Leber-Galle-leiden Diabetes Apoplexie	Egozentrik chronische Leiden Arteriosklerose Rheuma-Gicht
Vital-funktionen	Lebens-bewahrer	Lebensmittler	Lebensreiniger	Lebensgeber	Lebensver-teidiger	Lebens-erneuerer	Lebens-begrenzer
Abwehr-funktionen	Biorhythmische Steuerung	Konstitution Diathese	Chronisch-Exsudative Phase	Biorhythmische Steuerung	Hyperergisch-Anaphylaktische Phase	Chronisch-Proliferative Phase	Regulations-starre
Krankheits-beispiele	Krankheits-phasen mit Verlust des Biorhythmus Störung des Flüssigkeits-haushaltes	Störung der biologischen Grund-regulation (Pischinger-Raum)	Chron. Sinusitis, Chron. Cystitis, Chron. Bronchitis	Krankheits-phasen mit Verlust des Biorhythmus-Vitalitäts-störungen	Allergische Dermatitis Pollinosen Extrinsic-Asthma	Chron. Hepatitis Weichteilrheuma Chron. obstrukt. Lungen-erkrankungen	Lupus erythematodes Arthrose Steinleiden Lungen-karzinom
Mineralsalze	Kalium carbonicum Kalium phosphoricum	Natrium muriaticum Calcium sulfuricum	Natrium phosphoricum Kalium chloratum	Magnesium phosphoricum	Ferrum phosphoricum Calcium phosphoricum	Kalium phosporicum Kalium sulfuricum	Calcium fluoratum Silicea
Heilpflanzen	Alchemilla vulgaris Althaea Ignatia	Centaurium Chelidonium Damiana Farfara	Bryonia Bursa pastoris Convallaria Ginseng	Adonis vernalis Cactus grandiflorus Calendula	Aconitum Allium sativum Arnica Capsicum	Aesculus Agrimonia Eupatoria Cacao	Asperula odorata Belladonna Cimicifuga

Analogietabelle (Fortsetzung)

Planeten	Mond	Merkur	Venus	Sonne	Mars	Jupiter	Saturn
	Lamium album Majorana Pulsatilla Rubus fruticosus Secale cornutum	Gentiana lutea Lobelia Marrubium vulgare Mentha piperita Nux vomica Potentilla anserina Pulmonaria officinalis Sambucus nigra Tanacetum vulgare	Lavendula Millefolium Ononis spinosa Salvia Solidago Uva ursi Viola tricolor	Chamomilla Clematis vini Coffea Digitalis Helianthus Hypericum Olenader Olive Rosmarinus Sangiunaria	Carduus marianus Crataegus Echinacea angustfolia Hyoscyamus Urtica urens	Castania vesca Cetraria Colchicin Fucus vesiculosus Ginkgo biloba Hamamelis Juglans regia Malva Passiflora Taraxacum Verbascum	Corydalis cava Dulcamara Equisetum Euphrasia Filix mas Gelsemium Geranium robertianum Hedera helix Helleborus Ilex aquifolium Juniperus Lupulinum Melilotus Pinus Quercus Rauwolfia Ruta Sarsaparilla Strophantus Thuja Viscum album

Abb. 12 Analogietabelle: Sieben Urprinzipien durchziehen alle Ebenen der Erscheinungsformen.

Auf diese Weise entstehen vertikale Analogieketten, die zwar auf unterschiedlichen Ebenen, doch alle ein gemeinsames Prinzip repräsentieren. Es gibt natürlich keine kausalen Bezüge zwischen den verschiedenen Ebenen.

3.1.2 Signaturenlehre und Heilmittel

Im weitesten Sinne erkennen wir in dieser Art Heilmittelfindung eine Orientierung über die Signaturenlehre.

Es gibt nach HEINZ drei *Signaturen-Ordnungen:*

1.	Die Analogie der Phänotypen (zum Beispiel: Niere – Bohne)
2.	Die Analogien der molekularen Strukturen (zum Beispiel: kristalline Texturen)
3.	Die Analogien der mentalen und energetischen Felder (zum Beispiel eidetische oder elektromagnetische Felder)

Für die spagyrische Therapie über die Brücke des Eigenblutes nutzt er die zweite Ebene, indem er die typischen Kristallisationsmuster des Blutes eines Kranken mit denen von Heilpflanzen und Salzen vergleicht und die Substanzen, die die ähnlichsten Bilder zeigen, in eine Heilmittelkomposition zusammenfügt. Er nennt diese analogen Arzneien **Anadote**.
Um die reinste Form der Kristallisation zu ermöglichen, unterzieht er sowohl das Blut, als auch die zu untersuchenden Heilmittel dem spagyrischen Verfahren des »Solve et coagula«.

Es ist das dreiphasige Werk des

Trennens — Reinigens — Verbindens

Das Ziel spagyrischer Heilmittelherstellung ist eine Dynamisierung und Wirksamkeitssteigerung durch ein Verfahren, das natürliche Prozesse, lebendige Kreisläufe, die in der Natur sehr langsam verlaufen, im Labor nachahmt und sie beschleunigt.

Die einfachste und grundlegende Methode läßt sich sehr klar darstellen:

▷ Man löst die Ausgangssubstanz in Wasser und destilliert sie einfach oder (meistens) mehrfach. Das Destillat wird bewahrt. Der Substanzrückstand wird nach der Destillation getrocknet und verascht (calciniert).

▷ Danach werden Asche und Destillat zu der eigentlichen Essenz vereinigt, die dann gefiltert wird.

3.2 Spagyrische Aufbereitung des Blutes – die Homodote

HEINZ verfährt mit dem Blut in gleicher Weise und läßt dann die Kristalle aus der gewonnenen Essenz anschießen.
Die nach Destillation und Calcination gewonnenen Essenzen aus dem Blut sind im Sinne einer Auto-Vaccine als **Heilmittel** einsetzbar. Er nennt diese autologen spagyrischen Nosoden **Homodote**. Solche Homodote können natürlich auch aus anderen Körpersäften oder Geweben gewonnen werden. Bei vorliegendem infektiösen Geschehen lassen sich aus Blut oder anderem körpereigenem Material (Urin, infektiöses Gewebe) Kulturen herstellen, deren gewachsene Populationen dann ihrerseits spagyrisch aufbereitet, mit Weingeist stabilisiert und als Anti-Homodote dem Patienten verabfolgt werden.
Die Kristallisationsbilder des Blutes dienen nicht nur als Orientierung für die richtige Arzneimittelwahl, sondern auch als wertvolles Diagnostikum. Die kristallbildenden Energiestrukturen formen bei bestimmten Krankheiten immer wieder gleichlautende Texturen.
Ich erinnere in diesem Zusammenhang an die kapillardynamische Untersuchung des Blutes von KAELIN, wo sich die formbildenden Kräfte in ebenfalls gleichartigen Bildmustern bei übereinstimmenden Krankheiten darstellen.
In den Blutkristallen drückt sich die molekulare Information dieses körpereigenen Mediums in holistischer Weise aus.
Die spagyrische Aufbereitung des Blutes durch Destillation, anschließender Vaporisation und Calcination des Blutkuchens bis hin zur Konjunktion von Destillat und Calcinat mit nachfolgender Kristallisation ist ein Verfahren, das im Bedarfsfall in gleicher Weise mit *anderen Körperflüssigkeiten* (Lymphe, Harn) durchgeführt werden kann, wie schon erwähnt wurde.
Die Technik des Verfahrens ist sicher mit einiger Übung leicht erlernbar.

3.3 Probleme der Diagnostik

Eine wesentliche Hürde erscheint mit die erforderliche Erfahrung in der Beurteilung der optischen mikroskopischen Texturen im Dunkelfeld im Hinblick auf eine sichere Diagnostik zu sein. Es bedarf sicher auch großer Übung die nötige Treffsicherheit zu erreichen, bei dem schier unerschöpflichen Vorrat an ähnlichen Texturen aus Heilpflanzen oder anderen Substanzen, die man in den betrachtenden Vergleich einbeziehen muß. Um das Simile zu finden, muß eine entsprechende *optische Heilmittelbibliothek* zur Verfügung stehen.

So ist diese Methode sicher faszinierend in der phänomenologischen Stimmigkeit und ihrer umfassenden Holistik, muß aber sicher sehr erfahrenen Beurteilern und versierten Labors überlassen werden (z. B. **Heinz-Spagyrik Institut GmbH**, Industriestr. 10, 38110 Braunschweig).

Unabhängig von der Benutzung der Blutkristallisate zur Diagnostik der Krankheit und dem Zusammenstellen einer individuellen Medizin nach analogen Mustern, ist die spagyrische Aufbereitung des Blutes eine Methode, die mit der Verfeinerung und Dynamisierung durch die Verfahrensweise der Destillation und Calcination am Ende eine **Auto-Nosode** entstehen läßt, die sicher in ähnlicher Weise immunmodulative Heilanstöße induziert, wie die durch Potenzierung hergestellte Eigenblutnosode.
In Kapitel 6 werde ich über eine Eigenblutbehandlung berichten, die ich in meiner Praxis anwende und deren Herstellung und Anwendung sich an sehr alten, analogen und ganzheitlichen Gesetzmäßigkeiten alchymistischer Herkunft orientiert und recht einfach in der eigenen Praxis handhabbar ist.

4. Apparative Eigenblutbehandlung

4.1 Grundlagen und Wirkungsmechanismen der Oxydationstherapien

Nachdem der evolutionäre Sprung vom Gärungsstoffwechsel über die Photosynthese zur biologischen Oxydation vollzogen war, ergab sich eine erstaunliche Verbesserung der Energiebilanz in lebenden Organismen.

4.1.1 Physikalisch-chemische Aktivierung von molekularem Sauerstoff

Für den molekularen Sauerstoff gibt es mehrere Synonyme: $\mathbf{O_2}$, $\mathbf{^3O_2}$, **Disauerstoff** oder **molekularer Sauerstoff**.

Er stellt ein homonukleares Molekül dar, welches zwei ungepaarte antibindende, orbitalbesetzende Elektronen aufweist, die in zwei verschiedenen Orbitalen vorliegen und zueinander spinparallel stehen. Molekularer Sauerstoff ist also ein Diradikal, ein Molekül im Triplettzustand. Er ist wegen dieses »Spinverbotes« in seiner Grundstruktur relativ reaktionsträge.

Es gibt zwei Wege, wie der Triplettgrundzustand des molekularen Sauerstoffs in eine *reaktionsfreudige Aktivierung* übergeführt werden kann:

① durch Aufnahme von Quantenenergie (kurzwellige Photonen bei λ_{max} = 253,7 nm) auf *photochemischem* Wege und auch auf anderen *chemischen Wegen*,

② durch reduktive *1-Elektronen-Übergänge.*

Die physikalisch-chemische Aktivierung des molekularen Sauerstoffs z. B. durch elektromagnetische Energie bei 253 nm führt zum äußerst reaktiven Singulett-Sauerstoff.

Diese Erkenntnis machte sich WEHRLI zunutze und entwickelte die **Hämatogene Oxydationstherapie**.

Eine andere energieaktivierte Sauerstoffstufe ist das Ozon **(O_3)**. Es läßt sich darstellen, indem man einen O_2-Strom bei etwa 1 bar und 25 °C durch konzentrisch metallbeschichtete Glasröhren leitet, an die eine niederfrequente Spannung angelegt ist (50–500 Hz; 10–20 kV), so daß eine stille elektrische Ladung aufrecht erhalten wird.

Auch durch UV-Strahlung kann aus O_2 Ozon in niedrigen Konzentrationen erzeugt werden.

Das **medizinische Ozon** tritt im Gegensatz zu dem atmosphärischen Ozon innerhalb einer Mischung aus reinem Ozon mit reinem molekularem Sauerstoff auf. Die Ozon-Konzentration in diesem Gemisch liegt zwischen 1 μg/ml bis ca. 100 μg/ml, gleichsam also in homöopathischer Dosis, so daß es im Sinne eines Medikamentes eingesetzt werden kann.

In jeder Arznei, ja in der Ganzheit der Evolution, ist eine janusköpfige Ambivalenz.
Einerseits wurde der Schritt zu der aeroben biologischen Oxydation mit ihrem energiegewinnenden Prinzip gewagt, andererseits mußte diese Errungenschaft aber »erkauft« werden mit einer Gefahr. Bei dem Phänomen Überoxydation, bei dem sogenannten **»oxydativen Streß«** entwickeln diese aktivierten Sauerstoffstufen, unabhängig ob energie- oder elektronenangeregt, eine erschreckende Zerstörungsfähigkeit von Biomolekülen.
Die Weisheit der die Schöpfung antreibenden Kraft hat deshalb schon von der Stufe der Photosynthese an, mannigfaltige enzymatische und nichtenzymatische Schutzmoleküle zur Entwicklung gebracht. Einige dieser sogenannten »Scavenger« haben eine Reaktionsgeschwindigkeit, die höher liegt als die ohnehin unvorstellbar hohe Elektronen-Übergangs-Geschwindigkeit solcher radikalischer Prozesse.
Bei dem Anreiz, den die angeregten Sauerstoffreagenzien bei Einbringen in das körpereigene Blut bewirken, kann man neben einer Gewinnung von Energiebeträgen auch von einer Aktivierung der im Blut und Gewebe vorhandenen Scavengevorrichtungen ausgehen.
Wir wollen jetzt die einzelnen Formen der Eigenblutbehandlungsmethoden betrachten, die sich diese physikalischen und chemischen Energiekatalysationen zunutze machen.

4.2 Große Eigenblutbehandlung

4.2.1 Die Hämatogene Oxydationstherapie nach Wehrli (HOT)

4.2.1.1 Praktische Anwendung

Die HOT ist eine photochemische Therapiemethode.

Es erfolgt die gewünschte photobiologische Oxydation zur Gewinnung aktivierter Sauerstoffstufen, indem das dem Patienten entnommene

Venenblut mit *Sauerstoff aufgeschäumt* und *anschließend mit UV-Licht* (253,7 nm) *bestrahlt* wird. WEHRLI entwickelte 1930 diese Methode, um eine Verbesserung der Sauerstoff-Utilisation im Organismus zu erzielen.

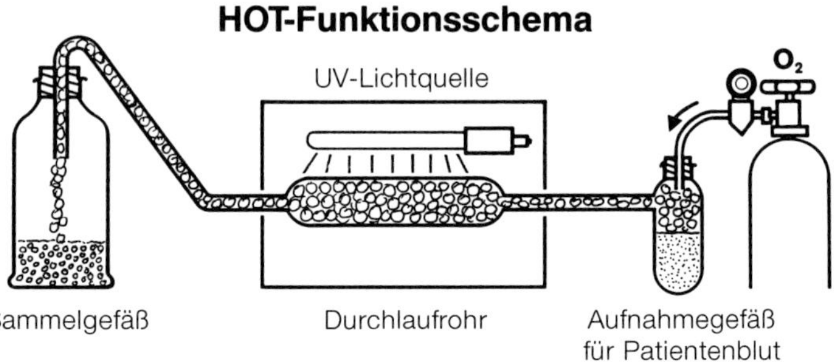

Abb. 13 HOT-Funktionsschema

(Aus: Segal, J. – Seng, G. (Hrsg.): Methoden der UV-Bestrahlung von Blut – HOT und UVB. Hippokrates, Stuttgart 1990)

▷ Man entnimmt dem Patienten aus der Cubitalvene 80 ml Blut, das mit Natriumzitrat (3,2 %ig) im Verhältnis 4 zu 1 ungerinnbar gemacht wird. Wir benutzen vier 20 ml Spritzen, in die jeweils 5 ml Natriumzitrat aufgezogen werden.

▷ Das dunkle, venöse Blut wird in einem Glasgefäß aufgefangen und dann mit fein dosiertem Druck durch Sauerstoff aufgeschäumt und langsam durch ein aus Quarzglas bestehendes Durchlaufgefäß geschoben entlang einer UV-Lampe, die eine Bestrahlung der aufgeblähten Oberfläche des Blutes vornimmt. Am Ende wird das inzwischen hellrote Blut in einem Auffanggefäß gesammelt und dem Patienten i. v. reinjiziert. Der Vorgang dauert etwa 30 Minuten.

▷ Die dem Verfahren verwandte Methode der **UVB-Therapie** verzichtet auf die Aufschäumung des Blutes durch Sauerstoff und **beschränkt sich auf die UV-Behandlung**, was bedeutet, daß der im Hämoglobin gebundene Sauerstoff aktiviert wird.

▷ Der Vorgang, bei dem das entnommene Blut zweimal an der UV Bestrahlungsquelle vorbeigeführt wird, dauert nur ca. 5 Minuten. Die Methode hat den Vorteil, daß sie apparativ weniger aufwendig und auch bei Hausbesuchen leicht anwendbar ist, die HOT bietet aber, meiner Meinung nach, durch die Sauerstoffaufschäumung eine höhere Wirkungsintensität pro Sitzung und mehrgleisigere Katalysationseffekte für anzustoßende metabolische Reaktionskaskaden.

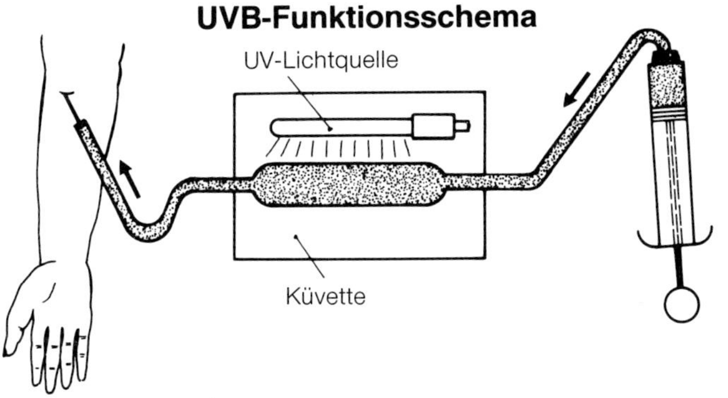

Abb. 14 UVB-Funktionsschema

(Aus: Segal, J. – Seng, G. (Hrsg.): Methoden der UV-Bestrahlung von Blut – HOT und UVB. Hippokrates, Stuttgart 1990)

Es gibt inzwischen zahlreiche Studien biochemischer und biophysikalischer Art, die die Effizienz dieser Methoden der großen Eigenbluttherapien bestätigen.
Der Biochemiker OHLENSCHLÄGER bezeichnet die HOT als eine »gefahrlose Stimulations- und Anregungstherapie, die physiologische Reaktionskaskaden und biologische Regulationsmechanismen ausnutzt, um die Homöostase vieler biologischer Regelkreise anzustoßen und über Biophotonen und/oder oszillierende Quantenmuster wieder einzustimmen«.
Wir haben schon die Bemühungen der Spagyrik kennengelernt, natürliche Zyklen auszunutzen, nachzuvollziehen und gegebenenfalls zu katalysieren und diese Heilverfahren als naturgerecht im wirklichen Sinn des Wortes erkannt.
So ist für mich im Laufe von 20-jähriger Erfahrung die HOT eine Therapiemethode geworden, die im Sinne eines Zündkerzen-Effektes darniederliegende Abwehrvorgänge und verlangsamte Stoffwechselprozesse anfacht und damit eine Reagibilitätssteigerung bewirkt, durch die direkte Heilungseffekte erzielt werden können, aber darüberhinaus auch andere therapeutische Aspekte, wie *Homöopathie, Akupunktur, Neuraltherapie, Ausleitungsverfahren* effizienter und rascher wirksam werden.

4.2.1.2 Indikationen und Kontraindikationen

An erster Stelle rangieren

▷ arterielle periphere und zentrale Durchblutungsstörungen

▷ sowie venöse Stasen.

Die Verbesserung der Makro- und Mikrozirkulation aufgrund der Verbesserung der Hämorrheologie ist *klinisch bewiesen*. Deshalb ist der Einsatz der HOT bei

▷ koronarer Herzkrankheit

▷ und bei Migräne

ebenfalls lohnenswert.

Sehr positiv sind die Ergebnisse bei

▷ Stoffwechselstörungen der Leber

▷ Lipidstoffwechselstörungen

▷ und Hyperurikämien.

Auch ist die Methode bei

▷ Diabetes mellitus mit Sekundärerscheinungen wie Angiopathien

indiziert.

Eine hohe therapeutische Effizienz finden wir bei

▷ chronischen Dermatosen

▷ und schweren Virusinfektionen, insbesondere beim Zoster.

Speziell letzterer ist ja häufig Ausdruck von Abwehrschwäche.

In der **ganzheitsbiologischen Krebstherapie** hat die HOT einen festen Platz. Sie macht eventuell begleitende Chemotherapien und Bestrahlungen verträglicher und erhöht die Lebensqualität der Patienten in der Nachsorgephase und läßt andere Heilverfahren sicherer greifen, da sie die *Reagibilität steigert*. Wir dürfen nicht vergessen, daß sich Krebskranke häufig in einer Reaktionsstarre ihrer Abwehrfunktionen befinden.

Kontraindikationen:

Diese verstehen sich fast von selbst. Darunter fallen:

◀ Akute Blutungen
◀ Hochfieberhafte Infekte
◀ Porphyrie
◀ Thyreotoxikose.

Der Tip:

> Neben der HOT sollten (am gleichen Tag keine Antioxidantien und keine salizylsäurehaltigen Medikamente gegeben werden.

4.2.1.3 Erfahrungshinweise

In meiner Praxis sind in *20 Jahren ca. 10 000 HOT-Behandlungen* durchgeführt worden. Ich habe *keine* bemerkenswerten *Nebenwirkungen* beobachtet und *keinen* einzigen *Zwischenfall* erlebt.

- ▷ Wir führen die HOT bei arteriellen Durchblutungsstörungen 1–2 mal wöchentlich ca. 10–12 mal durch und versuchen den Therapieeffekt dann durch monatlich eine Behandlung noch auszubauen oder weiter zu verbessern.
- ▷ Bei **diabetischer Stoffwechselsituation** bedarf es einer längeren Anlaufphase, bis der Erfolg spürbar wird, man muß ca. 20 Behandlungen im Kurzzeitintervall rechnen, ehe man auf eine monatliche Therapie zurückgehen kann.
- ▷ Bei **Karzinomphasen** werden initial ebenfalls 8–10 Sitzungen 1–2 mal wöchentlich empfohlen, ehe man auf 1 x monatlich reduziert. Wenn die Patienten sich einer Chemotherapie oder Radiatio unterziehen, dann flankiere ich diese immunsuppressiven Therapien ohne größere Intervalle mit mindestens einer HOT pro Woche.

4.2.2 Die Ozon-Eigenbluttherapie

Bei der großen Eigenblutbehandlung werden 50–100 ml ungerinnbar gemachten Blutes mit einem O_2/O_3-Gemisch versetzt.

Das Ozon reagiert momentan, während das Sauerstoffgas durch das Blut hindurch perlt und somit als Reaktionspartner unberücksichtigt bleibt. Die Ozonkonzentration liegt bei 2–40 ug/ml Blut. Das Blut-Ozon-Reaktionsprodukt wird anschließend per Infusion intravenös verabreicht.

Eine Optimierung der Sauerstoffaufnahme des Blutes wird erreicht, wenn man die Methode der **hyperbaren Ozontherapie** anwendet. Das Ozon-Sauerstoffgemisch wird bei dieser Technik unter einem geringen Druck von nur ca. 0,3–0,5 bar in die Infusionsflasche eingeblasen.

In der Flasche besteht dann ein Partialdruck zwischen 550 und 600 mm Hg, der auf das Blut wirkt und wodurch die Aufnahmekapazität des Blutes für Sauerstoff erhöht wird. Somit kann eine Zellatmungsverbesserung erreicht werden, die sich in allen Geweben ausdrücken kann.

Die drei **Hauptwirkungsweisen** des medizinischen Ozon-Sauerstoff-Gemisches beruhen auf folgenden Effekten:

- mikrobizide Wirkung
- sauerstoff-liberalisierende Wirkung
- immunaktivierende Wirkung.

Aus diesen Eigenschaften lassen sich die **Indikationen** sehr leicht ableiten, die denen bei der HOT gleichen.

① **Durchblutungsstörungen** und deren Folgen

② **Virusinfektionen**, wie z. B. Hepatitis und Herpes

③ Alle Formen von **Immunschwächen** mit ihren Folgeerkrankungen.

4.3 Kleine Eigenbluttherapie

4.3.1 Die Ozon-Eigenbluttherapie

Der einzige Unterschied zwischen der großen und der kleinen Eigenbluttherapie bei diesen apparativen Methoden besteht in der **Menge** des benutzten Blutes.

> Die Ozon-Eigenbluttherapie der kleinen Form benutzt 5 ml venöses Eigenblut, das mit 5–10 ml Ozon-Sauerstoff-Gemisch versetzt wird.

▷ Das O_3 reagiert auch hier sofort und so wird das Reaktionsprodukt unmittelbar nach der Vermischung intramuskulär gespritzt.

Die Entscheidung, ob große oder kleine Eigenblutbehandlung, hängt von der Indikation ab. Sehr gerne wird diese zuletzt genannte Form bei Allergien und Ekzemen angewandt.

4.3.2 Eigenbluttherapie nach Höveler

1955 entwickelte Höveler eine modifizierte Eigenblutbehandlung in dem Gedanken, daß eine höhere Wirksamkeit zu erzielen sein müsse, wenn man das Blut in einer »aufgeschlossenen Form« dem Körper wieder anbietet.
Er entwickelte einen Hämoaktivator, in dem mehrere Phasen einer Blutaufbereitung stattfinden. Das mit Natrium citricum ungerinnbar gemachte Blut wird mit Aqua bidestillata verdünnt, um eine Hämo- und Leukolyse zu erzielen.

Anschließend wird eine physiologische NaCl-Lösung zugegeben und eine kleine Menge Wasserstoff-Superoxyd. Es spaltet sich O_2 ab. Das Gemisch wird zur D12 verschüttelt (mit 3000 Hz). Anschließend erfolgt die UV-Licht-Bestrahlung. Zuletzt wird durch das Gemisch ein Gleichstrom von 10 mA/20 V geschickt, so daß eine Eiweißfraktionierung und eine Dissoziation von H und O_2 und eine am Geruch wahrnehmbare O_3-Entwicklung zustande kommt.

> Von dieser fertigen Lösung werden 10 ml tief intragluteal injiziert.

Die von HÖVELER angegebenen **Indikationen** seiner Eigenblutmethode decken sich mit denen, die für alle Verfahren Gültigkeit haben.
Die Verbreitung dieser Methode ist nicht sehr groß. Ich denke, es liegt sicher daran, daß man in Praxen für Naturheilverfahren doch eher geneigt ist, den Selbsterkennungs-, Reparations- und Regulationsmöglichkeiten unseres Organismus, der in vielen Milliarden Jahren konditioniert wurde, mehr Vertrauen zu schenken und nicht die naturgerechten Behandlungsmodalitäten doch wieder technisch und chemisch allzusehr zu manipulieren.

4.4 Autohomologe Immuntherapie nach KIEF

Eine besondere Form von autologer Immuntherapie wurde von H. KIEF 1986 entwickelt.

> Nach einem patentierten Verfahren werden aus Blut und Urin des Patienten (oder direkter Blutsverwandter, weshalb der Begriff auto-»homolog« entstand) körpereigene Immunglobuline und deren Fragmente enteral oder parenteral eingesetzt.

▷ Die Eigenblutfraktionen werden durch Proteolyse und Ozonolyse gewonnen. In dem Verarbeitungsprozeß wird eine in mehrfachen Schritten vollzogene Längs- und Querspaltung der Immunglobuline und eine Aufoxidierung vorgenommen.

▷ Aus Urinfiltrat kann das Hämolysat zusätzlich mit Leichtketten-Immunglobulinen angereichert werden.

Zielsetzung der Therapie:
Korrektur der falschen Immunantwort durch Neuorientierung und gezielter Modulation der immunkompetenten Reaktionsweisen.

Daraus lassen sich die **Indikationen** klar ableiten:

▷ Abwehrschwäche
▷ Allergien
▷ Autoaggressionen
▷ Zelluläre Entartungen.

Der Indikationskatalog versteht sich allein daraus, daß durch die besondere Verfahrenstechnik die aus dem Eigenblut gewonnenen Lysate ein Vielfaches an Zytokinen aufweisen.

5. Erfahrungsberichte aus der täglichen Praxis mit den verschiedenen Formen der Eigenbluttherapie

»Blut **ist** ein besonderer Saft«!

Die Vielfalt der Methoden, mit denen man versucht, sich die Heilwirkung des Blutes zunutze zu machen, dokumentiert dies deutlich.

5.1 Die Therapie der Wahl

Damit die Qual der Wahl nicht zur echten Hemmschwelle wird, möchte ich aus nunmehr 20-jähriger Erfahrung Hinweise geben, die jedwede Verwirrung beseitigen hilft.

> *Welche Methode* ist nun für *welche Krankheit* die sinnvollste und in *welcher Applikationsweise* und *-häufigkeit* wird sie angewendet?

5.1.1 Individualität und Therapie

Richtungweisend bei der Entscheidung für die eine oder andere Methode ist das *spezifische Kranksein* des *individuellen Menschen*, der uns um Hilfe ansucht. Die Angemessenheit des therapeutischen Vorgehens im Hinblick auf wirkliche Erfordernis muß ethisch selbstkritisch geprüft werden. Damit kann man sich in seinen Überlegungen nicht nur von der sachlichen Diagnostik leiten lassen, sondern genau so wichtig ist die Frage der individuellen Reagibilität des Patienten, der unsere Therapie nicht nur ertragen, sondern sie auch verarbeiten muß.
Das Individuum ist nicht pauschalierbar. Merkwürdig, daß nach 6 Milliarden Jahren Evolution, in denen unvorstellbare Energiebeträge investiert wurden, dieses »unteilbare« Einzelwesen zur selbstbewußten Existenz zu schöpfen, mit einer geradezu bornierten Ignoranz immer wieder versucht wird, besonders in der modernen Naturwissenschaft, die Individuen künstlich zu entpersönlichen und ihnen roboterhaftes Uniformverhalten aufzuzwingen. Das ist doch eine Verleumdung der Wirklichkeit, einer Wirklichkeit sogar, die längst erwiesen ist.
Unser *»molekularer Personalausweis«*, unser Selbsterkennungscode, der in jeder Zelle anwesend ist und unsere einmalige Identität bestätigt, ist ein lebendiger Beweis dieser Wahrheit.
Die Schöpfung ist keine automatische Vervielfältigungsmaschine!

Bestätigt nicht ebenso die Unberechenbarkeit zukünftigen Verhaltens in lebenden Systemen ihr **labiles** Gleichgewicht und somit die breite **Variabilität** der Reaktionsmöglichkeiten, die sich nicht in den status quo ante zurückführen lassen.
Individuelles Leben ist nicht nur unteilbar, sondern durch den unaufhaltsamen Fluß der Zeit auch unwiederholbar!
In der materialistischen Naturwissenschaft schließt man von Vergiftungsbildern, die bei allen Individuen bei entsprechender Dosis gleichlautende Notschreie biologischer Regelkreise auslösen, daß diese Gleichartigkeit für alle Lebensprozesse Gültigkeit hat. Das ist ein unerlaubter »pars pro toto«-Rückschluß.
Wenn man die individuelle Reagibilität durch starke Dosen eines Reizes lähmt, dann kann man nur noch den Heckenschnitt des Gleichmachens erwarten, aber diese Signatur zum allgemeingültigen Axiom des individuell Lebendigen zu erheben, ist ein verhängnisvoller Irrtum.
Wenn ich mit einem Holzhammer eine Uhr traktiere, dann mache ich sie kaputt, unabhängig davon, ob es ein hochqualifiziertes Meisterstück ist oder eine Uhr vom Supermarkt.
Die einzige unabänderliche Gleichheit, die uns individuellen Lebewesen unabhängig von unserem unterschiedlichen Komplexitätsgrad anhaftet, ist der Tod. An dieser Schwelle werden alle individuellen Formmuster gelebten Lebens abgeliefert. Diese Art Gleichsein kann doch nicht als Gesetz auf das schillernde Oszillieren des ureigenen Vibrationsmusters lebender Wesenheiten übertragen werden.

5.1.2 Grundsätze und Auswahlkriterien

Übersetzt auf unsere therapeutische Aufgabe am kranken Menschen möchte ich als Richtschnur der angemessenen Behandlungsform, die natürlich auch bei der Wahl der richtigen Eigenblutbehandlung Gültigkeit hat, folgende Grundsätze als beachtenswert nennen:

1.	Krankheitsform und Krankheitsstadium im Hinblick auf Selbstheilungstendenz
2.	Reagibilitätslage des individuellen Organismus
3.	Tragfähigkeit des Patienten im Hinblick auf Motivation und Compliance

Beleuchten wir den ersten Grundsatz etwas näher:

Dazu können wir uns die **6 Krankheitsphasen von Reckeweg** als **Leitschiene** zur Hilfe nehmen und die Alarm-Reaktionskurve von Seyle.

In der ersten Phase, der *Exkretionsphase,* bedarf es in der Regel **keiner Eigenbluttherapie.**

Unter der Beachtung der intakten Funktion der Ausleitungsorgane: Haut und Schleimhaut, Darm, Leber und Urogenitalsystem, können **symptombezogene natürliche Heilmittel** dem Organismus helfen, sich selbst zu helfen!
In der Alarm-Reaktionskurve sehen wir den gesunden bipolaren Verlauf der Reizbeantwortung. (Siehe Abb. 1)
Bei Krankheiten der *Reaktionsphasen,* versucht der Organismus, über die Entzündung eine Steigerung der Abwehrfunktion und vor allem eine vermehrte Elimination von Schadstoffen zu erreichen. Durch die Entzündung wird eine Exsudation provoziert als Reaktionsbeschleunigung der physiologischen Exkretion.

Bei akutem Verlauf ist ebenfalls in der Regel eine symptombezogene naturgerechte Behandlung mit **homöopathischen Einzelmitteln, Phytotherapeutika, spagyrischen Essenzen** oder **Komplexmitteln** ausreichend.

Auf diese Weise werden die Selbstheilungsfähigkeiten des betroffenen Organismus unterstützt, die Symptome gelindert und die Ausleitung der Toxine gefördert.

▷ Erst im Falle von Chronifizierung innerhalb der Reaktionsphasen, also bei Anzeichen einer chronisch exsudativen Diathese, muß therapeutisch mehr getan werden.

Entscheidungspräferenz: Chronizität und reduzierte Immunabwehr

In diesen Fällen sieht die Selyekurve deutlich verändert aus. Die Rhythmik ist verloren gegangen. Der Organismus ist in der Anfangsschwankung, der »Schockphase« stecken geblieben. (Siehe Abb. 2)
Wir müssen also diese **chronischen Infektgeschehen,** wie die *rezidivierenden Tonsillitiden, Sinusitiden* und *Bronchitiden,* die gerade im Kindesalter immer mehr zum Alltagsgeschehen in der Praxis gehören, als Zeichen mangelnder Selbstheilungsfähigkeit durch reduzierte Abwehrmöglichkeiten begreifen.
Diese Situation reduzierter immunologischer Potenz kann **drei Ursachen** haben.

- Erstens kann die Infektion oder die auslösende Noxe sehr stark gewesen sein, so daß die eigene Abwehrmöglichkeit überfordert war.
- Zweitens kann der pathogene Reiz das System in einer Reagibilitätslage attackiert haben, in der bereits eine Schwächung vorlag.
- Drittens, – das ist meines Erachtens die häufigste Ursache überhaupt, – die Ersterkrankung wurde durch stark wirksame Pharmaka, *wie Antiphlogistika, Antibiotika, Antipyretika* bekämpft, was zwar eine schnelle Beseitigung der Symptome bewirkt hat, aber zugleich mußte diese »Scheinheilung« erkauft werden mit einer *immunsuppressiven Nebenwirkung.* Die Entzündung hat einen **gesundmachenden Sinn,** das vergessen wir allzu leicht. Fieber ist das Zeichen einer gesunden Abwehrreaktion. Wenn wir dem Organismus und seiner sinnreichen Selbstorganisation die Möglichkeit, zum Erfolg zu kommen, rauben, dann kann man doch nicht von wirklicher Heilung sprechen.

Mit der Entzündung versucht der Organismus quasi durch eine parenterale Verdauung die Intoxikation zu beseitigen und die Toxine per erhöhter Exsudation zur Ausscheidung zu bringen. Er benutzt dazu in der Regel als erste Instanz die Schleimhäute, um mit der vermehrten Sekretbildung eine Selbstreinigung zu erreichen. Wenn wir ihm therapeutisch diese Möglichkeit vereiteln, ist er gezwungen, immer wieder neue Entzündungsschlachten anzufachen. Dann sitzen sie vor uns, die lymphatischen Kinder mit den pflaumengroßen Tonsillen, den ewigen »Rotznasen« und den quälenden spastischen Bronchitiden.

> In solchen Fällen reichen die symptomatischen biologischen Hilfen nicht mehr aus. Das ist das dankbare Indikationsgebiet für eine **perorale selbstgefertigte Eigenblut-Nosoden-Therapie.** (Kap. II. 2.1.4)

5.2 Spezielle Erfahrungen

5.2.1 Komplementäre Heilmittel und Begleittherapien

5.2.1.1 Homöopathische und Eigenblutnosoden

Die Kinder nehmen ca. 6 Wochen die Eigenblutnosode ein, daneben empfiehlt es sich, eine homöopathische Konstitutionsbehandlung durchzuführen. Bei der eben beschriebenen lymphatischen Diathese bekommen die Kinder in meiner Praxis die häufig angezeigte Erbnosode

Tuberculinum D200
5 Globuli, einmal geben

Beim nächsten Praxisbesuch 4 Wochen später freuen sie sich dann schon auf die nächsten süßen Kügelchen. Diesmal ist es nun

Calcium carbonicum D200
5 Globuli, einmal gegeben.

▷ Dieses *»Lymphatismus-Mittel«* kann bei entsprechender Symptomatik in niedrigeren Potenzen (D6–D12) weiter verordnet werden.

5.2.1.2 Spagyrische Heilmittel

In den letzten Jahren habe ich besonders gute Erfahrungen mit speziellen spagyrischen Heilmitteln gemacht bei der Indikation: chronisches Infektgeschehen mit exsudativem Charakter. Ich verwende die von Alexander von Bernus konzipierten spagyrischen Komplexmittel **»Lymphatik«** und **»Epidemik«** (Heilmittel der Fa. Soluna).
Lymphatik ist eine spagyrische Essenz aus Pflanzen, die im Hinblick auf Ausscheidungsfunktionen gleichartige Wirkprofile zeigen. Es ist ein wunderbares *Drainagemittel,* eine »Skrofulose-« oder »Dyskrasie-« Arznei, wie es unsere alten naturheilkundlichen Ärzte ausdrückten – was einleuchtet, wenn man seine Einzelbestandteile betrachtet. Neben dem Guajakholz finden wir die Walnußblätter, das Sandholz und die Wurzel der Sarsaparilla, sowie das Fenchelholz und die Blätter des Lebensbaumes. Wenn wir die Einzelwirkungen der in Lymphatik versammelten Heil»bäume« addieren, dann wird uns die »Ausharzung«, der potenzierte Exsudationseffekt dieses spagyrisch aufbereiteten Komplexes nicht mehr verwundern.
Alle Mittel fördern die *Ausscheidung von Säften* aus dem bindegewebigen Grundsystem (Pischinger-Raum), den lymphatischen Organen über die »Rinden«, unsere Haut- und Schleimhautmembranen.

▷ Somit ist die *Indikation* klar: Bei allen Formen von *Ökokrisen in unserer biologischen Grundregulation,* die nicht nur den Pischinger-Raum umfassen, sondern das gesamte lymphatische System, das den Haut und Schleimhautbarrieren als Abwehrzone vorgeschaltet ist. Es ist ein hervorragendes Kanalisationsmittel für *alle Entgiftungsprozesse.*

Im **Epidemik** wird die Funktion des Ausleitens auf die Grenzfläche vom Antimon übernommen. Dieses mineralische spagyrische Komplexmittel besteht aus einem Destillat von Antimon, Natrium nitricum und Kieselerde.
Antimon entfaltet seine Wirkung auf der Haut und den Schleimhäuten. Diese organotrope Beziehung macht es als Infektmittel sowohl bei akuten als vor allem bei chronischen entzündlichen Prozessen der Schleim-

häute so überaus wertvoll. In sinnreicher Weise wird die »Schlacht der Entzündung« möglichst organfern, also in der Peripherie, an der Grenzfläche des Individuums, also an Haut oder Schleimhaut ausgeführt.

Von den genannten konstitutionellen Homöopathika und den spagyrischen Ausleitungs- und Infektmitteln flankiert, ist der Erfolg der immunaktivierenden Eigenbluttherapie mit hoher Wahrscheinlichkeit sichergestellt.

Das Blut signalisiert dem Organismus die lücken- oder fehlerhafte Aufarbeitung des Erstkonfliktes, so daß eine erneute, korrigierte Abwehrstrategie entwickelt werden kann. Gleichzeitig werden Homöopathika eingesetzt, die der angeborenen oder erworbenen konstitutionellen Schwäche im Regulationsverhalten stützend Rechnung tragen und es werden Ausleitungsventile geschaffen, um die toxischen »Altlasten« zur Ausscheidung zu bringen. Damit diese von dem vitalen Stoffwechselbereich der Organstrukturen möglichst entfernt bearbeitet werden können, wird noch eine Arznei hinzugefügt, die ihre Organotropie auf der Schleimhaut oder Haut entfaltet, also an der äußersten Peripherie, den Grenzflächen unseres individuellen Seins.

5.2.1.3 Begleitende Symbioselenkung

Wenn dann diese ganzheitliche und durchaus nicht aufwendige Therapie noch von einer mikrobiologischen Restitution der in der Regel bei diesen Kranken untauglichen Darmflora begleitet wird, ist eine wirkliche Heilung solcher oft jahrelang quälenden und schwächenden chronischen Infektgeschehen in nahezu ausnahmslosen Fällen möglich.
Gerade bei Kindern, die dann unter diesen gesundheitlichen Belastungen auch schlecht gedeihen und häufig Entwicklungsstörungen aufweisen, ist der schnelle Erfolg dieser absolut zumutbaren Behandlung, die dann auch gerne und konsequent unterstützt (weil gewollt) wird, sensationell. »Mein Kind ist wie verwandelt«, »es ißt wieder« und die Motivation für Schule und Sport kehrt zurück.

5.2.1.4 Besonderheiten der Allergiebehandlung

Eine besondere Form von Erkrankung, auch noch im Sinne einer **Reaktionsphase** ist die **Allergie.** Hier ist allerdings die ergotrope Steuerung ausgeufert. Wir sprechen von Hyperergie, also einer überschießenden sympathikoton gesteuerten Immunreaktion. In der Selye-Kurve wird dies ebenfalls deutlich. (Abb. 15)

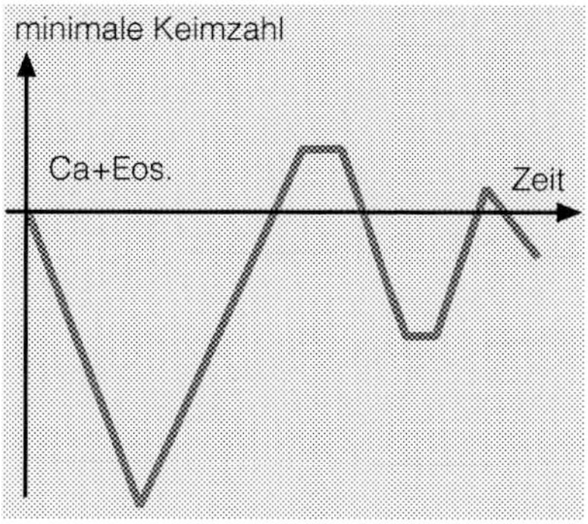

Abb. 15 Anaphylaxie in der Alarm-Reaktionskurve

Die auffallende Zunahme dieser falschen Immunantworten in unserer Zeit erfordern Therapieschritte, die sich nicht nur in einer Unterdrückung der Symptome durch Antihistaminika oder eventuell sogar durch Steroide, erschöpft, sondern sich an die *Causa* richtet.
Bei allergischen Diathesen liegen vermehrte und falsche Antikörperbildungen vor. Die Allergien sind häufig nicht prinzipiell als »Feinde« unseres Organismus anzusehen, wenn wir z. B. an Pollen denken, die uns einige Milliarden Jahre als evolutionäre Wegbegleiter vertraut sind.
Wie kommt es also, daß jedes fünfte Schulkind in unserem Land mit einer Allergie reagiert?
Interessant ist, das die Zuwachsrate der Pollinosen in industriereichen Stadtbezirken höher liegt, obwohl hier die blühenden Wiesen rarer geworden sind. Diese Beobachtungen haben den Verdacht nahegelegt, daß die *erhöhte Schadstoffbelastung* der Luft eine pathogene Ursache sein kann. Diese Vermutung ist inzwischen durch entsprechende wissenschaftliche Untersuchungen bestätigt worden. Dieselölemissionen zum Beispiel besetzen die Pollen, insbesondere Birkenpollen und verändern die Eiweißstrukturen, so daß unser Immunsystem diese »Mutanten« als artfremd deutet und die Antikörperproduktion beginnt. Sicher gibt es vielfältige Arten solcher »Pollenmonster«, die mitverantwortlich für die erschreckend häufigen Allergien bei unseren Kindern sind.
In der »Genesis« steht nichts von Smog und unsere variantenreichen Antikörpermuster, die uns als Grundausstattung mit in dieses Dasein gegeben werden, sind auf diese Form von entgleister Umwelt-Ökologie nicht programmiert.

5.2.2 Welche Methode bei welcher Indikation?

5.2.2.1 Allergien

Die falschen Immunantworten der Allergie werden aber nicht nur durch den Umweltmißstand, sondern auch durch eine entgleiste Inweltökologie bewirkt, die unser Immunsystem belastet.
An erster Stelle müssen wir an die gestörte Darmfunktion denken. Ich meine insbesondere die **Regulation des darmassoziierten Immunsystems.** Durch Fehlernährung, nach wiederholten Antibiotikagaben und in Folge von chemotherapeutischen Medikationen werden die Mikrofloren häufig zerstört und es kommt zu einer Schwächung dieser wichtigen Säule unseres Immunsystems.

▷ Deshalb ist es aus meiner langjährigen Erfahrung unerläßlich, die Funktion des darmassoziierten Immunorgans in seiner Symbiose mit den Mikrofloren zu beachten und eine Regulationsstörung durch die **mikrobiologische Therapie** aufzuarbeiten, da sonst eine allergische Diathese kam dauerhaft mit Erfolg behandelt werden kann.

Wenn man diese kausalen Verknüpfungen zwischen allergischen Haut- und Schleimhauterkrankungen mit der gestörten immunkompetenten Darmfunktion in seinem Therapiekonzept beachtet, dann bietet sich als beste Möglichkeit, den quälenden hyperergen Reaktionen durch eine Eigenblutgegensensibilisierung zu begegnen, die dann auch eine hohe Erfolgschance hat.

> Man kann die selbstgefertigte Form der peroralen Eigenblutpräparation benutzen (Kap. IIIb) oder sich für eine parenterale oder perorale Gegensensibilisierung nach THEURER entschließen (Kap. IIIc). Die Erfolgsquote ist nach meiner Erfahrung gleich einzustufen.

5.2.2.2 Chronische Entzündungen

Verändert sich das Regulationsmuster des kranken Organismus in Richtung einer chronisch proliferativen Entzündung, dann sind das die Signaturen der von RECKEWEG so benannten *Depositionsphasen.*
In der Alarmreaktionskurve von SELYE sehen wir den Kurvenverlauf in der Gegenschockphase steckengeblieben (Siehe Abb. 2). Das bedeutet, daß der Organismus seine Schadstoffe nicht zur Ausscheidung bringen kann und sie deshalb im Mesenchym, dem »Monte Scherbelino« unseres Körpers ablegt.

Das bindegewebige Grundsystem scheidet diese feindlichen Produkte dadurch ab, daß es sie mit vermehrter Faserbildung umwuchert und sie so gefangen setzt. Das sind Krankheiten wie Weichteilrheuma und interstitielle Entzündungen in den verschiedenen Organen. Auch die Auskristallisationen von Schadstoffen in Form von Steinen gehört in diese Regulationsmuster.
Wir sind an der Endstation der humoralen Krankheitsphasen angekommen, die Abwehrfunktionen sind reduziert, sie können keine exsudative Entzündung anfachen, die ausreichend wäre, eine Stoffwechselbereinigung herbeizuführen, das Pischinger-System ist *überladen mit Homotoxinen.*

> In dieser Situation bietet sich als Therapie der Wahl die **Auto-Sanguis-Stufen-Therapie** an, da hier die immunmodulative Wirkung des Eigenblutes mit den ausleitenden und enzym- und organregenerativen Effekten der antihomotoxischen Heilmittel additiv eingesetzt wird.

5.2.2.3 Zelluläre Krankheitsphasen

Bei weiterer Schädigung der Abwehr- und Reparationsfunktionen entwickeln sich schicksalhaft die zellulären Krankheitsphasen, wie RECKEWEG sie nennt. Hier sind massive Zellfermentblockaden, Transit-Embargos, die den Metabolismus schwerwiegend belasten und sich zunächst lautlos, aber unaufhaltsam von den klinisch oft stummen Imprägnationsphasen in die degenerativen und destruktiven Krankheitsprozesse hineinverschlimmern.
In der Alarm-Reaktionskurve sehen wir das Bild der *Reaktionsstarre,* wie wir es bei vielen *Autoaggressionskrankheiten* und bei *Neoplasmen* sehen.
Diese Krankheitsphasen sind deshalb besonders sorgsam zu beobachten und differenziert zu therapieren, da sie Folge eines **Umkehreffektes** sind, der sich im immunologischen Gesamtverhalten ereignet.
Bei den Reaktionsphasen wurden krankmachende Konflikte mit allen zur Verfügung stehenden Regulationsmöglichkeiten aus dem individuellen Seins- und Lebensbereich eliminiert.
In der Depositionsphase beginnt die »Verdrängung« der Lasten innerhalb des Systems in unbewußte Gleise. Der erste Grad von *Selbstschädigung,* einer Verletzung der Balance zwischen Aufnahme von Neuem, Auswahl des Adäquaten und Ausscheidung des Unbrauchbaren ist eingetreten.

Das sind Krankheitsphasen, die lautlos verlaufen, die aber die Verursachungen späterer Verhaltensstörungen autoaggressiver oder destruktiver Natur sind.
In solchen Fällen ist die **spagyrische Eigenbluttherapie** unübertroffen sinnreich, sie konfrontiert das Immunsystem mit der Abweichung. Durch ihre informative Botschaft werden die Selbsterkennungsfähigkeiten neu geschult und der Organismus lernt, sich von dem zu distanzieren, was nicht mit ihm kohärent ist. Damit kann eine Neubearbeitung des Erstkonfliktes geschehen.
Wir wissen, daß diese Regulationsmuster ganzheitlich vernetzt sind. Sie verlaufen auf der Bewußtseinsebene gleichsinnig wie an der Abwehrfront. Die immunkompetenten Zellen und unser Bewußtsein verhalten sich tatsächlich analog. Sie verfügen über ein bewertungsfähiges Gedächtnis und erreichen höhere Komplexität durch Lernschritte.

> An diesem schicksalhaften Scheideweg müssen therapeutisch alle Register gezogen werden, um eine Wende in diese Entwicklung zu bringen.

▷ Jetzt sind die großen Eigenblutbehandlungen gefragt und haben ihren bewährten Stellenwert als Katalysationsvermittler vieler biologischer Regelkreiskaskaden.

▷ Daneben eignet sich durchaus gleichzeitig die immunmodulative und ausleitende Auto-Sanguis-Stufentherapie in Kombination mit antihomotoxischen Heilmitteln.

▷ Als besonders wertvoll empfehle ich in diesen Fällen die spagyrischen Eigenblutverfahren.

▷ Ergänzend müssen alle Herdentlastungen und Ausleitungsverfahren eingesetzt werden, die der Symptomatik angemessen sind. Auch hier bewähren sich neben Antihomotoxika als Entgiftungsarzneien bsplw. die spagyrischen Essenzen des ALEXANDER VON BERNUS (Fa. Soluna) wie

- **Lymphatik**
- **Hepatik**
- **Renalin**
- **Polypathik**.

Die Namen weisen auf die Organotropie hin.

5.2.2.4 Therapieresistente chronische Krankheitsphasen

In besonders therapieresistenten chronischen Krankheitsphasen interpoliere ich gerne eine **kombinierte Eigenblut-Eigenharn-Nosodentherapie.** – Die Herstellung erfolgt in gleicher Weise, wie in Kap. 2.1.3 beschrieben.

▷ Nur füllt man in das erste Fläschchen (C1) nur 98 Tropfen Äthanol und fügt außer dem einen Tropfen Venenblut auch noch einen Tropfen sterilen Eigenharn hinzu und potenziert beides durch die Verdünnungsstufen bis zur C12 oder C18.

So hat also jede Form von Eigenbluttherapie ihre besonderen Indikationen und kann den Krankheitsbildern angemessen gewählt werden. Sie lassen sich durchaus auch nebeneinander oder alternierend einsetzen.

5.2.2.5 Tabellarische Übersicht zur Therapiewahl

Zur Vereinfachung und für den raschen Überblick habe ich die verschiedenen Eigenbluttherapieformen und ihre bevorzugten Indikationen in einer tabellarischen Übersicht zusammengefaßt, was keinesfalls bedeuten soll, daß diese strategischen Vorschläge dogmatisch aufzufassen sind. (Abb. 16 + 17, siehe S. 90, 91)

> Ganzheitliche personotrope Medizin erfordert hohe ärztliche Kreativität.

5.3 Beurteilung der Kosten-Nutzen-Relation

5.3.1 Allgemeine Leistungskriterien

Drehen wir uns noch einmal um und schauen zurück in unsere Geschichte.
Das ahnende Wissen um die Besonderheit des lebendigen Blutes ist archaisch.
Daraus erwuchs verständlicherweise der Glaube an die Heilkraft des Blutes, im christlichen Kulturkreis untermauert, durch die symbolhafte Analogie des auf Golgatha vergossenen Blutes, das als universales Heilmittel für die Menschen gilt.
In solch allumfassender Bedeutung mußte das Blut geheimnisvolle Heilkräfte besitzen.
Wenn wir an diesen Vorstellungen kritiklos festhalten und einfach **weiterglauben,** was die Frühvorderen für wahr hielten, dann geraten wir automatisch in eine Sackgasse. Die Entwicklung der Naturwissenschaft im Verlauf der letzten Jahrhunderte, insbesondere in unserem, hat Quantensprünge gemacht, die eine wesentlich höhere Komplexität des Bewußtseins ermöglichten, vor allem durch die enormen Erkenntnisschritte der modernen Physik.

Krankheits-phasen Reckeweg	Exkretionsphase	Reaktionsphase		Depositionsphase
Alarm-Reaktions-Kurve Selye	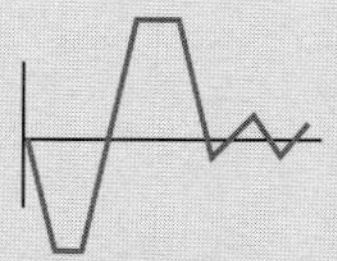 gesunde Reaktion	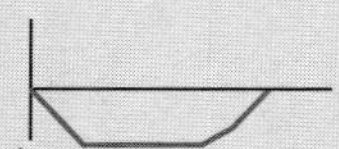 chron. exsud. Entz.	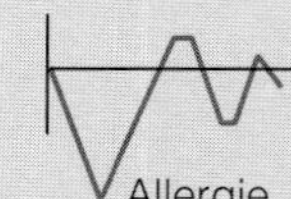 Allergie	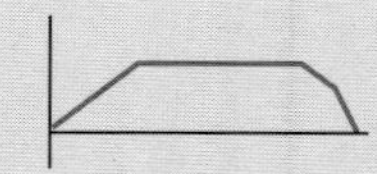 chron. prolif. Entz.
Eigenblut-Therapie Form		immunmodulat. perorale oder parenterale Eigenbluttherapie	Eigenblutgegen-sensibilisierung	Auto-Sanguis Stufen-Therapie spagyrische Eigenbluttherapie

Abb. 16 Humorale Krankheitsphasen

Krankheits- phasen Reckeweg	Imprägnationsphase	Degenerationsphase	Neoplasmaphase
Alarm-Reaktions- Kurve Selye	 chron. prolif. Prozesse	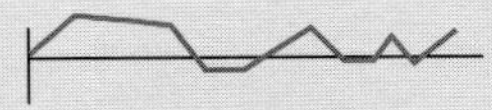 Reaktionsstarre	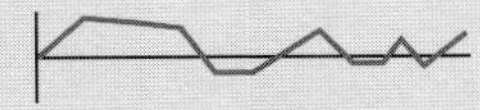 Reaktionsstarre
Eigenblut- Therapie Form	- Große Eigenbluttherapie - Auto-Sanguis Stufen-Therapie - Spagyr. Eigenbluttherapie - immunmodulative perorale oder parenterale Eigenbluttherapie	- Große Eigenbluttherapie - Auto-Sanguis Stufen-Therapie - Spagyr. Eigenbluttherapie - Eigenblut-Eigenharn-Therapie	- Große Eigenbluttherapie - Auto-Sanguis Stufen-Therapie - Spagyr. Eigenbluttherapie - Eigenblut-Eigenharn-Therapie

Abb. 17 Zelluläre Krankheitsphasen

Wenn wir dieses neue Wissen, insbesondere die gewaltigen neuen Bewußtseinsdimensionen der Quantenphysik mit in unsere Betrachtungen einbeziehen und dann bekennen können, daß wir das passive **Weiter-glauben** in ein aktives **Wieder-glauben** erweitern, ein neues, durch Wissen und Erfahrung gestütztes Glauben an die Heilkraft des Blutes, dann dürfen wir davon ausgehen, daß unser »Glaube« die Summe des **bisher Erfahrenen** und **derzeit Erfahrbaren** beinhaltet und deshalb eine berechtigte und zeitgemäße Relevanz und Aussagekraft hat.
Aus den Experimenten der älteren Generationen können wir ablesen, daß das Verständnis der eigentlichen Wirkung noch unsicher war. Die Erfahrung, daß es *nicht die Menge* war, die den Effekt brachte, führte zu den Verfahren der potenzierten Eigenblutbehandlungen.
Heute können wir diese Erfahrungen aus unseren Kenntnissen der modernen Physik bestätigen.

> Es handelt sich bei den Effekten der potenzierten Eigenbluttherapien wahrscheinlich um eine Informationsübertragung, im weitesten Sinne um eine Bioresonanztherapie mit Hilfe einer Auto-Nosode.
> Auto-Nosoden werden in der biologischen Heilkunde immer dann eingesetzt, wenn der Organismus nicht in der Lage ist, eine Auseinandersetzung aus eigener Kraft in toto auszuregulieren.

Dies ist der Fall, wenn die Abwehrmöglichkeiten überfordert waren *(Abwehrschwäche)* oder wenn sich eine verzerrte Wahrnehmung des Feindbildes zeigte *(Allergie)* oder bei einer Verkennung des eigenen Selbstes *(Auto-Aggression).*
Mit Hilfe der Nosoden wird versucht, der kranken Wesenheit eine neue Standortbestimmung zu geben und eine Orientierungshilfe anzubieten, damit die krankhafte Abweichung erkannt werden kann, in die sie geraten ist. Dadurch wird eine Korrektur des bisherigen fehlerhaften Verhaltensmusters ermöglicht. Die Heilung ist prinzipiell erfolgt und in der Folge wird die Wirksamkeit der passenden Arznei schnell ihr Ziel erreichen. Es bedarf deshalb auch keiner polypragmatischen Therapiemaßnahmen.

▷ Meine Erfahrungen mit der potenzierten Eigenblut-Nosode innerhalb von mehr als einem Jahrzehnt haben dazu geführt, daß ich **immer weniger Arzneien** brauchte, weil die grundsätzliche Wende durch die gespiegelte Information des eigenen Blutes in das bewertungsfähige und erkenntnisfähige Gedächtnis des Immunsystems eingebracht wurde. Damit können die Räderwerke aller Regelkreise der Selbstheilungsfunktionen ungestört ihrer gemeinsamen Zielsetzung nachkommen.

▷ Die **konstitutionell** oder **symptomatisch wirksamen Heilmittel** können dann hilfreich die Achsen der Räder schmieren, so daß der aufgestaute Informationsfluß wieder in seinen lebendigen Rhythmus findet.

PARACELSUS formuliert es so trefflich, wenn er sagt: »Der innere Arzt wird wach, besinnt sich auf seine Aufgabe und führt das Heilwerk durch.«

> So sind die einzelnen Formen der Eigenbluttherapie, wenn sie im richtigen Augenblick eingesetzt werden und der Indikation entsprechend ausgewählt sind, nicht nur eine äußerst **effiziente** sondern auch eine durchaus **wirtschaftliche** Heilmethode.

5.3.2 Abrechnung mit privaten und gesetzlichen Krankenkassen

In unserem ärztlichen Beruf gibt es neben der therapeutischen Arbeit am kranken Menschen unabänderlich das leidige Kapitel der Wirtschaftlichkeit.
Ein Arzt, der sich um naturgerechte und ganzheitliche Behandlung bemüht, hat es in dieser Hinsicht besonders schwer, da die Prüfgremien in der Regel mangels Kenntnis der besonderen Heilverfahren, die den Rahmen der schulischen Methoden sprengen, überfordert sind und die speziellen therapeutischen Strategien nicht nachvollziehen können und dann den Eindruck einer Polypragmasie gewinnen, die den Verdacht von Unwirtschaftlichkeit nahelegt.
Deshalb möchte ich an dieser Stelle ein paar pragmatische Hinweise geben, die eine unkomplizierte Abrechnung ermöglichen.

▷ Die normale **parenterale Eigenbluttherapie,** ob mit oder ohne Heilmittelbeimischung, kann über die **Ziffern 250** und **252** ohne Probleme abgerechnet werden.

▷ Bei der aufwendigen **Auto-Sanguis-Stufentherapie,** bei der mehrere Injektionen in einer Sitzung erforderlich sind, bringen wir neben der **250 2 mal** die **252** in Anrechnung.

▷ Die *Privatabrechnung* beider Methoden erfolgt über die **Ziffer 278.**

Wir müssen uns darüber klar sein, daß eine lege artis ausgeführte Auto-Sanguis-Stufenkur damit sicher nicht angemessen abgegolten ist, aber wir wollen ja primär dem Patienten eine solche wertvolle Therapie zugute kommen lassen, unabhängig davon, wieviel die Kassensysteme bereit sind dafür zu honorieren!

Wenn man den Patienten den Aufwand vor Augen führt und sie erleben ihn ja auch staunend, dann sind sie in der Regel damit einverstanden, wenn man eine *extra Honorarvereinbarung* für solche außergewöhnlichen Leistungen mit ihnen trifft.
Die *Herstellung* der Eigenblut- und Eigenharnnosode ist eine Prozedur, die zeitaufwendig ist und auch Sachkosten (10 ml-Fläschchen, Pipetten, Äthylalkohol) beinhaltet.
Leider übernehmen diesen Kostenaufwand die gesetzlichen und privaten Kassen **nur in Ausnahmefällen.** Man kann die Potenzreihe per Rezeptur vom Apotheker herstellen lassen und dieser rechnet den Unkostenbeitrag mit dem Patienten ab, wenn man sich die Arbeit in der Praxis selbst nicht machen will. Ansonsten muß man mit den Patienten die Aufwandsentschädigung per Vereinbarung abrechnen.
Genauso verhält es sich mit der **Theurer'schen Gegensensibilisierung.** Die Rechnung für die Herstellung der Potenzreihe wird **nur in Ausnahmefällen** von den gesetzlichen oder privaten Krankenkassen übernommen.

▷ Die Verabreichung dieser Form der Gegensensibilisierung mit Eigenblut kann bei den *gesetzlichen* Krankenkassen über die **Ziffer 359** und bei den *Privatkassen* über die **Ziffer 261** abgerechnet werden.

▷ Die **großen Eigenbluttherapien** wie **HOT, UVB** haben *keine gesonderten Abrechnungsziffern* und können allenfalls über Analogziffern in Rechnung gestellt werden. Bei entsprechend gravierenden Diagnosen wie schwere AVK oder Karzinom werden diese in Ausnahmefällen von den gesetzlichen oder privaten Krankenkassen erstattet.

Sicher wird die Abrechnungsmodalität nicht die Motivation für die besonderen Eigenbluttherapieverfahren Ihrer Wahl sein, aber es ist doch erleichternd, wenn man gewisse grundlegende Hinweise zur leichteren Bewältigung dieser Crux unseres Berufes bekommt.

6. Spagyrische Bioresonanztherapie mit Eigenblut

Diese besondere Form von Eigenbluttherapie möchte ich an den Schluß stellen, da sie absolut inaugurativ ist, gewagt aus dem traditionellen Wissen von vielen Jahrtausenden.

6.1 Naturphilosophische Grundlagen

6.1.1 Die »Unschärfe« mechanistischer Denkmodelle

Spätestens seit den Erkenntnissen der Quantenphysik sollten wir die »Unschärfen« unserer bisherigen mechanistischen Vorstellungen begreifen und sie als mögliche, aber reduktionistische Betrachtungsweisen angemessen bewerten.

Durch die »Beobachterposition« sind wir plötzlich möglicherweise zu Mitgestaltern unserer Welt geworden. Durch unsere bewußte Wahrnehmung befreien wir offenbar »Wahrscheinlichkeiten« in greifbare Wirklichkeiten. Eine Wahrscheinlichkeits**welle** tritt durch wahrnehmende Beobachtungen in die Wirklichkeit eines **Corpusculums**.

So hätte also das Schöpferische die Reflexion unserer Wahrnehmung tatsächlich nötig, um Neuwerdungen in einer Evolution zu ermöglichen? Welch eine gefährliche Erwägung! Die berühmte Gratwanderung zwischen dem hoffärtigen Allmachtsanspruch unseres verblendeten Ego und der Demut einer dienstbaren Seele, die sich freiwillig der Weisheit einer höheren Ordnung fügt.

In unserer selbstherrlichen Hybris vergessen wir immer noch zu leicht, daß wir »zu Staub zerfallen, wenn *er* den Atem wegnimmt«. Aber viele »wache Menschen« begreifen auch die ungeheure Chance, die uns diese Erkenntnisse in unserer apokalyptischen Zeit ermöglichen.

Das quantenphysikalische Weltbild wurde von der theoretischen Physik im subatomaren Bereich entdeckt, aber seine Gesetzmäßigkeit ist doch mit hoher Wahrscheinlichkeit auf allen Seinsebenen wirksam. – Wolf hat in eindrücklicher Weise die Wirksamkeiten der mechanischen Physik neben den kybernetisch vernetzten Effekten quantenphysikalischer Gesetze in unserem Organismus und seinem Aktionsradius dargelegt. Er prägte den Begriff **»Körperquant«** als Folge bewußter und unbewußter permanenter Wahrnehmung.

So dürfen wir rückschließen, daß durch die erwachende Wahrnehmung von Bewußtseinsträgern alles Gewordene aus dem Meer der Möglichkeiten in die Realität der Erscheinung geronnen ist. Bewußte Beobachtung unterscheidet sich von stumpfer sinnlicher Wahrnehmung dadurch, daß dieses Bewußtsein mit einem bewertungsfähigen Gedächtnis ausgestattet ist, welches aus Erfahrungslernschritten geprägt wurde.

6.1.2 Die Notwendigkeit analogen Denkens

So müßte also eine höhere Komplexität im Bewußtsein des Beobachters komplexere Strukturen aus den Wahrscheinlichkeiten des Ereignishorizontes abrufen und in die Formebenen »bewirken« können.
»Der Seele, die mehr Licht ertragen kann, wird mehr Licht gegeben werden.«
Aus diesen analogen Betrachtungen erkennen wir das hermetische Gesetz des oben wie unten und die damit übereinstimmende Beglaubigung von PARACELSUS, daß *Mikrokosmos gleichen Wirkprinzipien gehorcht wie Makrokosmos.* Durch die moderne Physik werden diese im Altertum geläufigen Denkmodelle, die sich an Entsprechungsgesetzen orientieren, zunehmend bestätigt.
Auch hier gilt es, die Weisheit älterer Kulturepochen im Licht unserer heutigen Erkenntnismöglichkeiten zu betrachten und sie zu integrieren, um eine neue Entwicklungsbasis zu schaffen.
Oder würde – wieder Analogie – ein Baum seinen Jahresring nicht den solid gewachsenen, mit sorgsam aufbewahrter Erfahrung strukturierten älteren Jahrzehnten erweiternd anfügen und stattdessen in seinem Kern einen Hohlraum umschließen wollen?

Das **bewährte Gewordene** ermöglicht uns die **Bewertungsfähigkeit** von **Gegenwärtigem** und die **bewußte Wahrnehmung** der Fälligkeiten **zukünftiger Entwicklungen,** wodurch wir diesen die **Chance zum Werden** geben.

6.1.3 Informationstherapien – Therapien der Zukunft?

So zeichnet es sich aus meiner Sicht immer deutlicher in dem morphogenetischen Feld unseres Planeten ab, daß die Therapieformen zunehmend aus der materiellen Form sich in die Ebenen *elektromagnetischer Schwingungen* verlagern werden, die ihre Informationen durch Resonanzphänomene auf den gestörten Organismus übertragen. Heute wissen wir, wieder durch die moderne Physik, daß lebende Systeme durch Information angeschwungen werden können, die über elektromagnetische Wellen als Informationsträger vermittelt werden. Alle Bioresonanztherapien sind Errungenschaften, die sich dieser physikalischen Phänomene bedienen.

Interessant ist nun, daß wir in der **Homöopathie** bereits einer Form von Informationstherapie begegnen. Aus Erfahrung im Umgang mit höheren Potenzen wurde der höhere Wirkungsgrad erkannt, den ein Heilmittel in höherer Verdünnung, also mit weniger Materie erreicht, wenn man gleichzeitig eine Dynamisierung, also eine Zunahme der Energie, durch Potenzierung herbeiführt.
Wir begegnen aber ähnlichen Bemühungen um Wirksamkeitssteigerungen von Arzneien noch viel früher in der Geschichte. In dem sorgfältigen und unter den damaligen Laborbedingungen äußerst umständlichen Procedere des »Solve et coagula« der Spagyriker wurde auch diese Zielsetzung verfolgt.
Durch komplizierte Trennungs- und Reinigungsverfahren wurden die drei Aspekte eines Heilmittels,

- Merkur ⟶ das Wirkprinzip
- Sulfur ⟶ die bewirkende Kraft
- Sal ⟶ die Bewirkung

darzustellen versucht.
Über den Weg unzähliger Destillationen erlöste man ihren reinsten Wirkungsgrad aus den stofflichen Kontaminationen und fügte sie dann in einem Heilmittel neu zusammen. – Wozu wurde dieser Aufwand betrieben?

6.1.4 Wegweisende Spagyrik

Der *kranke Organismus* sollte durch Einverleibung dieses Heilmittels, in dem die Wirkprinzipien des Lebendigen quasi als Urtypen, als *prima materia,* in reinster Form dargestellt wurden, seine persönliche Abweichung aus dieser gesunden Ordnung erkennen. PARACELSUS sagt: »Wenn wir die letzten Ursachen unserer Krankheit finden wollen, dann sind sie Folgen des Herausfallens aus dem Gesetz.«
Aus dieser Erkenntnis, die das bewertungsfähige Gedächtnis unserer immunkompetenten Zellen ebenso vornehmen kann wie unser Bewußtsein, können dann die Selbstheilungskräfte angestoßen werden. In den spagyrischen Heilmitteln wurden dann als Informationsträger Heilkräuter und Metall- und Salzverbindungen gewählt, die nach Entsprechungsgesetzen den individuellen, krankhaften Störungen angepaßt waren.
Wenn man sich etwas intensiver mit den Analogiegesetzen der Alchymie beschäftigt, dann ahnt man die Weisheit, die darin verborgen ist.

6.2 Therapeutische Grundlagen und Anwendung

Nachdem mich PARACELSUS als Arzt und Philosoph seit meiner Jugend nicht mehr »los ließ«, ist meine intensive Auseinandersetzung mit den spagyrischen Heilverfahren geradezu »unvermeidlich« geworden. So verwundert es nicht, daß ich in meiner Praxis seit einiger Zeit eine neu konzipierte spagyrische Eigenbluttherapie zum Einsatz bringe, über die ich nun berichten möchte:

6.2.1 Die schrittweise Zubereitung des Heilmittels

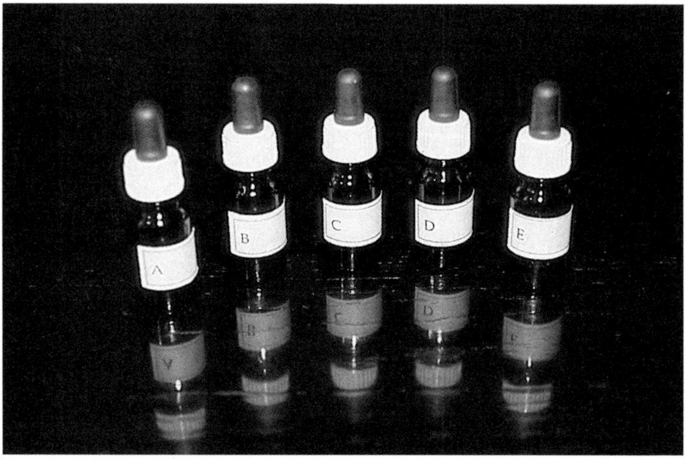

Abb. 18 5 Schritte der spagyrischen Eigenbluttherapie

6.2.1.1 Antimon und Eigenblut

▷ Man gibt einen Tropfen frischen Venenblutes in eine 10 ml-Flasche mit **spagyrisch aufbereitetem Antimon** (Stibium sulfuratum) (A). Antimon steht nach den planetaren Entsprechungen für **Erde,** den Planeten des Menschen. Antimon unterstützt im Menschen alle bewußt oder unbewußt gesteuerten organisierenden Kräfte. Wir könnten es quantenphysikalisch als *Wirkprinzip des Körperquants* bezeichnen. Es formt das Ungeformte, es ist nötig, wo die formbildenden Kräfte schwach geworden sind, wo Organdeformitäten eingetreten sind, oder dort, wo die eiweißauflösenden Kräfte gegenüber den aufbauenden überwiegen. Besonders wichtig erscheint mir die Fähigkeit der antimonialischen Bewirkungen zu sein, die formbildenden Kräfte des menschlichen Körpers in das Blut zu überführen.

▷ Man bringt also das Blut des Patienten mit der ihm aufgeprägten individuellen Abweichung mit dem Antimon in seiner reinsten Darstellung zusammen. Die Mischung wird durch *sieben* kräftige rhythmische Verschüttelungsschläge potenziert.

6.2.1.2 Die Vermischung mit Aurum – dem »Feuer«

▷ Anschließend wird ein Tropfen aus dieser antimonialischen Blutverbindung entnommen und in ein zweites 10 ml-Fläschchen (B) eingetropft, in dem das dem Element Feuer entsprechende **Aurum** in einer alchymistischen Zubereitung vertreten ist. Wieder wird diese Mischung in gleicher Weise *siebenmal* rhythmisch *verschüttelt.*

6.2.1.3 Anreicherung mit CO_2 – die »Wasser-Luft-Synthese«

▷ Ein Tropfen dieser Mischung wandert in das nächste 10 ml-Gefäß (C), wo sich die Elemente Wasser und Luft in Form eines vielfach destillierten Wassers mit CO_2-Gas angereichert, befinden.

Der Tropfen, ausgestattet mit den Informationen der Wirkprinzipien des Elementes Feuer wird nun mit der elementaren Komposition von Luft und Wasser zwei Minuten lang durch leise Schüttelbewegungen in innigen Kontakt gebracht. Man potenziert diese Stufe nicht, um die »Wasser-Luft« Synthese nicht zu zerstören.

6.2.1.4 Einbringung des Calcium-Kristallats (»Erde«)

Auf der nächsten Stufe erfolgt nun die Berührung des wiederum einen Tropfens, der schon mit der Erfahrung von drei Elementen bereichert wurde, mit dem Element Erde, welches in dem vierten Fläschchen (D) durch eine besondere alchymistische Zubereitung eines Calciumkristallats repräsentiert wird.

▷ Dort eingebracht, erfolgt wieder eine siebenfach potenzierende Verschüttelung.

6.2.1.5 Silber – Prinzip der Reflexion

Erkenntnis erfolgt durch **Wahrnehmung.**

Selbsterkenntnis bedarf der **Reflexion.**

Der Mond spiegelt das Licht der Sonne. Er repräsentiert das Prinzip der Reflexion.

Deshalb wird die aus den planetaren Begegnungen gesammelte Erfahrung mit dem individuellen Erfahrungsspeicher des Patientenblutes gekoppelt in ein fünftes Fläschchen (E) eingebracht, das das Analogon zur silbrigen Spiegelatmosphäre des Mondes darstellt. In diesem letzten Gefäß befindet sich **spagyrisch aufbereitetes Silber.**

▷ Ein erneuter Potenzierungsschritt dieser Mischung durch siebenmaliges rhythmisches Verschütteln »vergrößert« den Spiegel der Selbst-Erkenntnis.

▷ Nun werden aus diesem flüssigen Album, in dem kosmisch elementare und individuelle Erfahrungsberichte bildhaft versammelt sind, mit der Pipette **je 5 Tropfen in sechs 30 ml-Flaschen** eingetropft (Abb. 19).

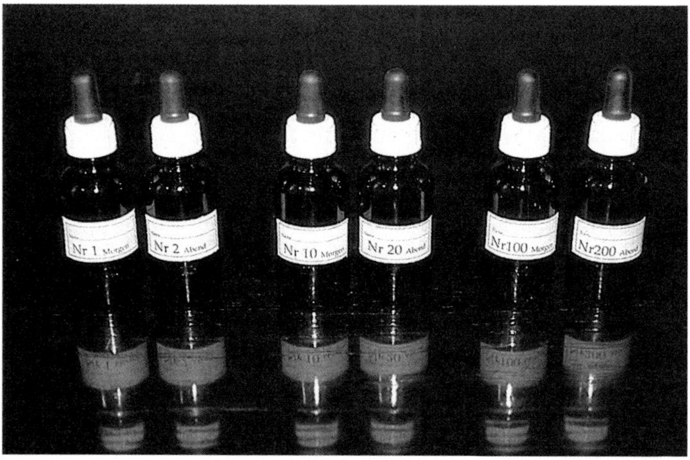

Abb. 19 Die Füllung der Flaschen

Drei dieser Flaschen enthalten **Aurum**:

- In der ersten liegt eine Lösung in der **D6** (Nr. 1) vor
- In der zweiten eine **D12** (Nr. 10)
- In der dritten findet sich eine **D30** Potenz (Nr. 100).

In den übrigen drei Flaschen ist **Silber**.

- Die vierte beinhaltet eine Potenz von **D6** (Nr. 2)
- Die fünfte enthält eine **D12** (Nr. 20)
- In der sechsten findet sich die **D30** (Nr. 200)

Wozu die kompliziert erscheinende Flaschenreihe?

Nun, diese 6 Gefäße stellen das Heilmittel dar, das der Patient einnehmen wird.
Die Verteilung in Gold- und Silberlösungen ermöglicht mit dem Heilmittelimpuls das Einschwingen in den bipolaren Biorhythmus des Lebens, der durch Tag und Nacht, also durch Sonne und Mond analog repräsentiert wird.

6.2.2 Indikation und Applikation

Wir wissen, daß jedwedes Kranksein mit Verlust der Lebensrhythmik verbunden ist.
Eine gesunde Reagibilität ist im labilen Gleichgewicht zwischen zwei polaren Kräften zu finden:

▷ Die Goldlösung wird immer **morgens** eingenommen

▷ die silbervermittelte Eigenblutarznei **abends**.

In unserem Organismus werden diese synergistischen Antagonisten repräsentiert durch die beiden Aspekte unseres vegetativen Nervensystems. Wir werden zunehmend aufmerksam auf die Balanceverluste dieser beiden sich ergänzenden Gegenspieler, in deren Folge multiple Regulationsstörungen auftreten.
Die Krankheit unserer Zeit heißt: **Dauerstreß.** Das bedeutet Rhythmusverlust zugunsten sympathikotoner Übersteuerung.
Die verschiedenen Potenzen der Gold- und Silberlösungen, die die beiden Eigenblutnosoden enthalten, werden indikationsbezogen eingesetzt und können in der Reihenfolge individuell variiert werden.
Die niedrigere Potenz mag sich eher organotrop bemerkbar machen, die mittlere die psychosomatische Ebene berühren und die höhere wohl am intensivsten informativ wirksam sein.

> Als Dosis empfehlen wir morgens und abends je 7 Tropfen im Höchstfall. Oftmals reichen auch 3 Tropfen pro Dosis. Die richtige Menge muß in jedem Fall gemeinsam mit dem Patienten aus dessen Erfahrungen ermittelt werden.

6.3 Ergänzende Anmerkungen

Inzwischen liegen mehrmonatige Erfahrungen im Selbstversuch und mit 80 Probanden vor, die ich sehr vorsichtig subsumieren möchte. – Wir haben als erste deutliche Wahrnehmung erfahren, daß wir *wesentlich*

besser geschlafen haben. In allen Protokollen werden intensive und *vermehrte Traumerfahrungen* geschildert. Die Selbstwahrnehmung wird als lucider empfunden, eine leichtere Abgrenzung von allem, womit man nicht kohärent ist, fällt auf. Diese Distanziertheit im eigenen Selbst wird aber durchaus nicht als Isoliertheit empfunden.
Die eigene Wesenheit mit ihren Licht- und Schattenseiten erscheint transparenter als bisher und man ist durchaus in dieser Klarsicht nicht immer glücklich mit und über sich.

▷ Diese von allen Probanden gleichermaßen empfundenen Impressionen könnte man interpretieren als eine erhöhte Selbsterfahrung und einer daraus erwachsenden Möglichkeit der Neubearbeitung von Konflikten.

Wir wissen heute, daß eine hohe Vernetzung der psychischen Ebene mit den Immun-Regelkreisen besteht. Jede Konfliktverarbeitung seitens der immunkompetenten Zellen erfolgt erst nach einer exakten Abgrenzung des Selbstes von allem, was nicht mit diesem kohärent ist, bevor eine Abwehrstrategie getroffen wird.
Wir wissen auch, daß viele chronische Krankheiten Folge des Verlustes der Selbsterkennungsfähigkeit des Immunsystems sind **(Autoimmunkrankheiten)** oder durch Verzerrungen der Selbst- und Nichtselbst-Wahrnehmungen zustande kommen **(Allergie)**.
In den Selbstdestruktionsvorgängen neoplastischer Vorgänge erkennen wir schließlich den Verlust der Sinnhaftigkeit der Verkörperung eines Selbstes in dem autonomen Anspruch auf »ewiges Leben« einzelner Zellen. Der »Sündenfall« auf zellulärer Ebene.

▷ Die spagyrische Eigenblutbehandlung in der geschilderten inaugurativen Form stellt sicher eine sehr subtile Methode von bioresonanter Auto-Nosoden-Informationstherapie dar, die in Psyche und Soma gleichermaßen ihre Wirksamkeit entfalten kann.

▷ Es wird die gesunde makrokosmische und mikrokosmische Ordnung in ihrer reinsten Form in den Organismus eingeschwungen, der sich in seiner individuellen Weise von dieser gesunden Gesetzmäßigkeit abgesondert hat (sündig geworden ist). Die Information darüber, wo und wann und in welcher Form er aus seiner Ordnung gefallen ist, wird ihm ebenfalls eingegeben über das Medium Blut, das der sicherste und verläßlichste Informationsspeicher und -vermittler in unserem Organismus ist.

Therapiehinweis:

> Ich empfehle, mit der mittleren Potenz (psychosomatisch) zu beginnen und frühestens nach 4 Wochen die Potenzen entweder auf die »bodenständigere« organotrope Ebene oder auf die »informationsbetonte« höheren Potenzebenen zu verändern, jeweils wieder für 4 Wochen und angepaßt an die individuellen Gegebenheiten.

Eine subtile Heilkunst muß sich in Kohärenz mit dem zu Heilenden befinden. Es versteht sich, daß sich für diese besondere Form von Eigenblutbehandlung *nicht jeder Patient eignet.*
Wenn ein Kranker durch seinen Leidensdruck gereift, seine biologischen Konflikte bereit ist, anzuschauen und sich anschickt, sie auch bewußt zu verarbeiten, dann wird ihm diese Form von Konfrontation mit dem eigenen Selbst und seiner persönlichen Abweichung aus seiner Ordnung, wie es per Reflexion durch die Eigenbildlichkeit des Blutes angeboten wird, eine große Hilfe zur Selbstheilung sein können.
In unserer Planung ist eine Kontrolle immunologischer Faktoren vor und nach der Therapie, um die Auswirkungen auf der somatischen Ebene prüfen zu können und damit auch wieder eine Bestätigung für die gemeinsamen Erfahrungen auf der Bewußtseinsebene, die analog sind, zu erhalten.

Bezugshinweis:

▷ Das komplett vorbereitete Set der spagyrischen Lösungen für die Potenzierungsschritte mit dem Eigenblut und die homöopathischen Dilutionen zur Bereitung der eigentlichen Selbstheilungsarznei kann von der Fa. **Soluna,** Schloß Donaumünster in Tapfheim bezogen werden.

III.

Schlußbetrachtung

1. Krankheit und Therapie unter kybernetischen Aspekten

1.1 Kritische Bestandsaufnahme

Das Regelkreisprinzip der Kybernetik hat uns gelehrt, daß alle physikalischen, physiologischen und psychischen Prozesse trotz spezifischer Verschiedenheiten durch ihre Vernetzung einheitlichen Gesetzmäßigkeiten unterliegen.

▷ Krankheiten sind demnach Folge einer **Störung** der **Informations-** und **Rückkopplungs-Mechanismen** in dem Regelkreiswunderwerk unseres lebendigen Seins.

Aus dieser Sicht ist eine **Regulationstherapie,** die in die gestörte Vernetzung zwischen Information und Rückkopplung eingreift, doch logischerweise nicht nur die schnellste, sondern auch die kausalste Korrekturmöglichkeit.

Leider gewinnen die neuen Erkenntnisse nur zögernd Raum in der therapeutischen Nutzung.

Noch immer steht das Symptom im Vordergrund, das beseitigt werden muß und unsere Therapie erinnert an die glorreiche Idee eines Piloten, der die Birne seines Kontrollwarnlichtes im Cockpit herausschraubt, um in dem beruhigenden Wahn weiter zu fliegen, er habe den Schaden damit bereits behoben.

Wir müssen endlich zu einer gründlichen Revision, wenn nicht Revolution in der Vorstellung des Krankheitsgeschehens finden und damit zu Heilmethoden, die sehr viel effizienter, wesentlich rascher und vor allem nebenwirkungsfreier sind.

Da wir uns täglich damit beschäftigen, die *nebenwirkungsbedingten chronischen Krankheiten,* also eigentlich die Therapiefehler, zu therapieren, tragen wir permanent dazu bei, uns wirtschaftlich auf die sicherste Weise in den Ruin unseres sogenannten Gesundheitssystems zu bringen, das eigentlich korrekterweise »Krankheitssystem« genannt werden müßte, denn für Gesunderhaltung fühlt es sich noch immer nicht zuständig.

Wir können weder Systeme noch Organisationen für Entwicklungen zur Rechenschaft ziehen, es gibt nur einen Weg für diese notwendige Revolution in der Medizin: Es ist ein Weg der kleinen Schritte, der im eigenen Bewußtsein beginnt.

Die neuen Horizonte, die uns aus dem Weltbild der modernen Physik gezeigt werden, nehmen uns doch entschieden alle Ängste, in der Neuorientierung etwas anderes verlieren zu können als Ketten. Peinlicherweise sind es Ketten, die wir uns selbst angelegt haben durch unseren *reduktionistischen Betrachtungswinkel,* der uns das Lebendige in seiner Unwiederholbarkeit und seiner Unvorhersagbarkeit auf ein mechanistisches, formales, reproduzierbares und wägbares Scheindasein verfälscht hat.
Natürlich ist es nicht bequem und schmeichelhaft, die stolzen Orden des Fortschritts von der Brust zu nehmen und die bisherigen heiligen Häuser wanken zu sehen, aber das Gesetz der Entropie holt uns alle ein und ohne die Bereitschaft eines »Stirb« kann die höhere neue Ordnung des »Werde« nicht zustande kommen.
Bewußtsein kann nur das perzipieren, womit es kohärent ist. Wir müssen uns schon bemühen, ein schwingungsfähiges Potential in uns zu entwickeln durch unsere Offenheit. Wenn wir die Scheuklappen unserer Selbstgefälligkeit und Bequemlichkeit weiter beibehalten, dann werden wir zu unserem eigenen Kerkermeister.

1.2 Die Brücke der Evolution

Die schwachen elektromagnetischen Felder unseres planetaren Umfeldes sind reich an morphogenetischen Möglichkeiten, die weiter zu Wahrscheinlichkeiten wachsen, bis sie sich in nicht voraussagbarer, aber doch absehbarer Fälligkeit in unsere Raumzeit ereignen. Abhängig von unserer Beobachtungsfähigkeit, also unserer mentalen Offenheit, werden sie uns dann zu-fallen, um nicht nur zur praktischen Anwendung zu kommen, sondern vor allem, um Phänomene erklären zu können, die wir bisher zwar erlebt, aber nicht verstanden haben.
Der Schritt von der Erkenntnis bis zur Verwirklichung des Erkannten bedarf der Zeit, in der man mit sich und auch den anderen Geduld haben muß.
Wir wissen schon recht lange – gemessen an unserer individuellen Lebensspanne –, daß es diese evolutiven Bewußtseinsfelder gibt, zu denen wir mental Zugang haben und die offenbar auch einen Regelkreis mit Rückkoppelung bilden. Das bedeutet, wir können dort abrufen, aber wir füttern auch wieder hinein.
Diese Informationsbrücke zwischen unserem Bewußtsein und den *Sheldrake-Feldern* ist also keine Einbahnstraße und vor allem, es gibt keine Geschwindigkeitsbegrenzung, denn Information braucht keine Zeit- und Raumstrukturierung. Wir können am schnellsten und am effizientesten eine fällige Entwicklung fördern, indem wir sie unserem

Bewußtsein beleben und damit dem Informationsspeicher des bewertungsfähigen Gedächtnisses unseres menschlichen Globalbewußtseins zur Verfügung stellen.
Ideen brauchen zu ihrer Manifestation die Gegenwart von Materie. Der Geist ist nicht aus der Materie als Überbau entstanden. Die Fähigkeit der Materie, sich selbst zu organisieren, ist eine physikalische Eigenschaft, die sich nicht aus der Materie, sondern einer übergeordneten Idee ableitet.
Um also eine nachhaltige Änderung auf der Formebene vollziehen zu können, muß zunächst die Ideenebene erweitert werden. Es ist der Geist, der die Form schafft, allerdings gibt es auch hier, wie in jedem Regelkreis die Rückkoppelung. Wir wissen zur Genüge, daß Schadstoffbelastungen, wie sie heute unseren zivilisierten Menschen zugemutet werden, bewußtseinstrübende Verzerrungen bewirken können, die bedenklich genug sind.
Wenn wir auf diese Weise abrutschen von dem weisheitsvollen und demütigen »Ich weiß, daß ich nichts weiß« zu einem »Ich weiß, daß ich nichts mehr wissen kann«, weil unser Bewußtsein durch Schwermetalle oder Elektrosmog gestoned ist, dann kann nur die Notbremse eines tatsächlichen Chaos als Phasenübergang zu einer höheren Ordnung die Rettung bringen.
Chaos in diesem Sinne ist ein Bifurkationspunkt, an dem der Zugang zur metaphysischen Einheit der Potenzen (SCHELLING) einen Moment lang wieder offen steht, weil alle bisherigen festgerosteten Strukturen und ihre Hierarchisierungen aufgelöst sind. Es ist aber gewissermaßen auch eine Situation des **Entweder – Oder,** einer Auferstehung oder des noch tieferen Falles.
Wir kennen alle aus Erfahrung die gefürchteten Karzinophobien, die bereits als Präkanzerosen einzustufen sind. Diese negativistischen, destruktiven, immer wiederholten Denkmuster bewirken offenbar, daß eine Wahrscheinlichkeit sich zu einer formalen Wahrheit verdichten kann. – Ängste, Befürchtungen haben genau die gleichen kreativen Energien, wie konstruktives, wohlwollendes, befürwortendes, gesundes Denken und Fühlen.
Da wir diese Gesetzmäßigkeit nunmehr nicht nur individuell vereinzelt erfahren, sondern aus der beweisenden Naturwissenschaft inzwischen kennen, sollten wir dieses Wissen endlich konsequent anwenden und nicht nur in Erwägung ziehen.
Die erwiesene Unvorhersagbarkeit der Zukunft gibt uns doch noch einen schöpferischen Freiraum und damit die Chance, unser jetziges Sein über die Erhöhung der Komplexität unserer Bewußtseinsfelder in ein größeres Werden hinein zu evolvieren. Aber nicht nur die Chance, sondern auch eine hohe Verantwortung!

Die Zeit des Verhaftetseins an den linear kausalen Verknüpfungen der Formebene ist endgültig vorbei und die alten Muster liegen in der Agonie, und bäumen sich wie alles, was sein Ende fühlt, entsetzlich auf.

1.3 Der »Zweifrontenkrieg« der Ärzte

Der momentane Kampf der orthodoxen Medizin gegen alle sogenannten alternativen Heilmethoden, die in Wirklichkeit *holistisch integrative Regulationstherapien* darstellen – ausgenommen natürlich die einseitigen, fanatisierten »Heilerreligionen«, die keine »Alternativen«, sondern »Aberrationen« sind – ist verständlich. Die gesetzlichen Bedrohungen, die sich in Europa, dem traditionsreichsten Versammlungsort unserer Geistesgeschichte und Heilkunst am Ereignishorizont abzeichnen, sind erschütternd, weil sie einen Jahrhundertausverkauf unserer wertvollsten Kulturschätze ansteuern.
Deshalb führen wir Ärzte, die wir uns um integrative Heilverfahren bemühen, einen Zweifrontenkrieg.

▷ **Integrative Heilverfahren,** darunter verstehe ich eine sinnvolle Ergänzung, eine **echte Synthese** von **bewährter Erfahrung** und **reproduzierbarer Naturwissenschaft.**

Dazu gehört einerseits die kritische Prüfung der Erfahrungsmedizin im Licht des heutigen Erkenntnisstandes, damit sie von allen Kontaminationen irrationaler Verirrungen befreit werden kann, aber andererseits auch die Bereitschaft, den Allmachtanspruch der materialistischen Wissenschaft aufzugeben, in dem Wissen, daß sie nur reduktionistisch sein kann und viele Zusammenhänge nicht erklären und vor allem Sinnfragen aufgrund ihrer Methodik nicht beantworten kann. HEGEL zeigt uns den Weg, indem er sagt: »Nachfolgen heißt zugleich verneinen und bewahren.«
Der Zweifrontenkrieg, einmal gegen die unnachgiebigen und oft unverständlichen **Vor**urteile der orthodoxen Schulmeinung, und zum anderen gegen die Gesetzesentwürfe von politischer Seite, kostet unsinnige Lebenskräfte, die der Hingabe an den kranken Menschen im Wege stehen und die ethische Motivation unseres Berufsstandes, der doch eigentlich ein Beruf-ungs-stand sein sollte, sehr nachdrücklich belasten.
Wir stehen unzweifelhaft an einer Zeitenwende, in der eine Katharsis erforderlich ist, die nicht per Gehirnwäsche in den Massen stattfinden kann, sondern nur in jedem Individuum, dessen Bewußtsein für diesen transformativen Prozeß reif ist. Das Gesetz der Kohärenz sorgt für die

ganzheitliche Vernetzung dieser einzelnen Bewußtseinskerne und so werden energetisch und in aller Stille die »Wahrscheinlichkeitswellen« zu ihrer Strukturierung vorbereitet und eine neue Gegenwart wird aus der Zukunft geschöpft. GEBSER schrieb in seinem Buch »Ursprung und Gegenwart«: »Die Gegenwart ist nicht das bloße Jetzt, das Heute, oder der Augenblick. Sie ist nicht ein Zeitteil, sondern eine ganzheitliche Leistung.« Dieser kann sich niemand durch Ingnoranz entziehen.

1.4 Von der Information zur »Informationstherapie«

Information ist nicht von bestimmten Raum- oder Zeitstrukturen abhängig. Sie entstammt einer Sphäre höherer Ordnung, die außerhalb der Struktur-Bühne der vierfachen elementaren Variationsvielfalt liegt. Repräsentiert sie das **5. Element,** das den Plan, die Idee am Anfang in die Form trägt, die **Quinta essentia,** in die sie nach Äonen, während derer sie die Materie zu einer transzendierenden Evolution »tingiert« hat, durch Erfahrung bereichert, zurückkehrt?

▷ Jedes lebende System kann per Information angestoßen werden.

Die eleganteste und effizienteste Methode unserer Zeit, Informationen zu übertragen, ist der Weg über *elektromagnetische Schwingungen,* die als Informationsträger besonders geeignet und weitreichend sind. – Alle Bioresonanztherapien nutzen diese Möglichkeit.

Der beste »Magnetspeicher« unseres Organismus ist unser Blut. Er bewahrt alle Informationen unseres individuellen Seins nahtlos auf, alle genetischen Vorgaben und Hypotheken – aber auch die in dieser Lebensspanne erworbenen Errungenschaften, Fehlschläge und Verluste.

In seinem Spiegel können in umfassender Weise alle noch möglichen Reserven immunologischer Kapazitäten und die ganze Kreativität der Reparaturmöglichkeiten erkannt und auf den Plan gerufen werden. In dieser Korrekturmöglichkeit, eingespielt durch *Eigenblutnosoden,* deren Informationsskala durch besondere Verfahren (Potenzierung, Spagyrik) vergrößert wurde, liegt der *wichtigste Schlüssel zur Heilung,* die dann mit entsprechend die Selbstheilung anregenden Arzneien oder Begleittherapien leichter herbeizuführen ist.

Dieses kleine Buch ist aus der Überzeugung entstanden, die in vielen Jahren Erfahrung gewachsen ist, daß das Blut eine unerschöpfliche Heilkraft besitzt, die bisher viel zu wenig genutzt wird.

> »Nur durch Nutzen kann der Wert einer bedeutenden Erscheinung erkannt werden. Daher geschieht es, daß offenbarte Wahrheiten, erst im stillen zugestanden, sich nach und nach verbreiten, bis dasjenige, was man hartnäckig geleugnet hat, endlich als etwas Natürliches erscheint.«
>
> GOETHE

IV.
Anhang

Literaturverzeichnis

Bernus, Alexander von:
Alchymie und Heilkunst. Verlag Hans Carl, Nürnberg 1972

Bier, A.:
Die Bedeutung des Blutergusses für die Heilung des Knochenbruches. »Med. Klinik« 1/1905

Blundell, J.:
1819, Zit. nach Haferkamp. Siehe dort!

Bolling, D.:
Die biologische Grundregulation als wissenschaftliche Basis für die Erfahrungsheilkunde. »Erfahrungsheilkunde« 10/1985

Bolling, D.:
Abwehrschwäche, apokalyptisches Phänomen unserer Zeit. »Raum und Zeit« 9/43, 1990

Bolling, D.:
Krebs – Endstation Abwehrschwäche – und seine ganzheitliche Behandlung. Kumpfmühler Symposium 1991, Forum Mediz. Verlagsges. Uelzen 1992

Bolling, D.:
Abwehrschwäche – evolutionäre Herausforderung an den Menschen. Kumpfmühler Symposium 1991, Forum Mediz. Verlagsges. Uelzen 1992

Cassirer, E.:
Individuum und Kosmos. Zit. nach Ken Wilber. Dort o. Angabe des Verlages! New York 1993

Cramer, Friedrich:
Chaos und Ordnung. Insel, Frankfurt/M. 1993

Dahlke, R. und Klein, N.:
Das senkrechte Weltbild. Heyne, München 1994

Debauve und Remont:
1891, Zit. nach Haferkamp. Siehe dort!

Denis, J.:
Zit. nach Haferkamp. Siehe dort!

Dosch, P.:
Lehrbuch der Neuraltherapie nach Huneke. 13. A., Haug, Heidelberg 1989

Elfström und Grafström:
1898, Zit. nach Haferkamp. Siehe dort!

Fritsche, H.:
Die Erhöhung der Schlange. Burgdorf, Göttingen 1979

Gebser, J.:
Ursprung und Gegenwart. Stuttgart, 1966

Gilbert:
1894, Zit. nach Haferkamp. Siehe dort!

Goethe, J. W. von:
Faust. Karl Vogelsverlag, Berlin 1927

Gowan: J.:
Trance, Art and Creativity. Northridge, Calif. 1975, Zit. nach Ken Wilber

Haferkamp, H.:
Die Eigenblutbehandlung. Hippokrates Verlag Marquart und Cie., Stuttgart 1951

Hahnemann, S.:
Organon der Heilkunst. 3. Aufl., Hippokrates, Stuttgart 1982

Hawking, W.:
Einsteins Traum. Rowohlt, Reinbek 1994

Heine, H.:
Lehrbuch der biologischen Medizin. Hippokrates, Stuttgart 1991

Heinz, U. J.:
Spagyrik – die medizinische Alternative. Bauer, Freiburg 1985

Highmore, W.:
1874, Zit. nach Haferkamp. Siehe dort!

Hippokrates:
Die Werke des Hippokrates. »Hippokrates« Stuttgart 1933–40
Höveler, V.:
Eigenbluttherapie. 5. A., Haug, Heidelberg 1988
Hoff, Ferdinand:
Unspezifische Therapie und natürliche Abwehrvorgänge. Zit. n. Haferkamp. Berlin 1930
Hoff, Ferdinand:
Behandlung innerer Krankheiten. Thieme, Leipzig 1940
Hufeland, C. W.:
Mein Begriff von der Lebenskraft. Kleine medizinische Schriften Berlin 1823. Zit. nach Dickhöfer. In: Lehrbuch der Naturheilverfahren Band I, Hippokrates, Stuttgart 1991
Imhäuser, H.:
Homöopathie in der Kinderheilkunde. Haug, Heidelberg 1975
Junius, M.:
Praktisches Lehrbuch der Pflanzen-Alchymie. Ansata Verlag 1992
Kalbermatten, R.:
Dokumentation von Umkehrwirkungen in der Phytotherapie. Intern. Kongreß Phytotherapie, München, September 1992
Königer, H.:
Krankenbehandlung durch Umstimmung. Leipzig 1929, Zit. nach Haferkamp. Siehe dort!
Königsfeld, H.:
Die Eigenserum- und Eigenblutbehandlung in der inneren Medizin. Med. Welt 1930, Zit. nach Haferkamp. Siehe dort!
Krebs, H.:
Eigenbluttherapie. Jungjohann, Neckarsulm 1992
Krimmel, M.:
Hämatogene Oxydationstherapie. In: Schimmel (Hrsg.), Lehrbuch der Naturheilverfahren Band 2, Hippokrates, Stuttgart 1990
Läwen, A.:
Über die Behandlung pyogener Prozesse mit Eigenblut. Zbl. Chirurgie 26, 1923
Lanninger-Bolling, D.:
Vom rechten Maß zum Maß aller Dinge. Der deutsche Apotheker, Heft 3 1994
Lanninger-Bolling, D.:
Solve et coagula, das alchymistische Ritual des »Stirb« und »Werde«. Der deutsche Apotheker, Heft 6/7 1994
Lichtenstein:
1914, Zit. nach Haferkamp. Siehe dort!
Libavius, A.:
1615, Zit. nach Haferkamp. Siehe dort!
Linser, P.:
Das Normalserum in der Therapie von Hautkrankheiten. Arch. Dermat 858, 1912
Linser, P. und Mayer:
1910, Zit. nach Haferkamp. Siehe dort!
Madaus, Gerhard:
Lehrbuch der biologischen Heilmittel Band 1–11. Mediamed, Ravensburg 1988
Mani:
Perlenlieder. Hermanes, Bad Teinach 1985
Monod, Jacques:
Zufall und Notwendigkeit. Piper Verlag, München 1971
Nei-ching:
Editiert 1964, Zitat nach Porkert. Siehe dort!
Neumann, E.:
Ursprungsgeschichte des Bewußtseins. 1973, Zit. nach Ken Wilber. Siehe dort!
Nourney, A.:
Eigenblut als spezifisches Reizmittel zur individuellen Autoimmunisierung. Med. biologische Schrif-

tenreihe, Heft 8, Berlin, Verlag Dr. Madaus und Co.
Novotny:
1912, Zit. n. Haferkamp. Siehe dort!
Ohlenschläger, Gerhard:
Die biochemische Wirkung des Ozons unter besonderer Berücksichtigung der hyperbaren Sauerstoff-Ozon-Therapie. Fachzeitschrift Naturheilverf. 8, 87 (1986)
Ohlenschläger, Gerhard:
Theorie und Praxis der Therapiemöglichkeiten mit Sauerstoff und aktivierten Sauerstoffstufen. Kongreßbericht (Heel), Steigenberger Airport Hotel Frankfurt, 10. 2. 85
Oswald:
Zit. nach Haferkamp. Siehe dort!
Papyrus Ebers:
Zit. nach Haferkamp. Siehe dort!
Perger, F.:
Rehabilitation durch Einregulierung des Grundsystems. Phys. Med. u. Reh. 11/79, 20. Jahrg.
Pischinger, A.:
Das System der Grundregulation. Haug, Heidelberg 1980
Popp, Fr. A.:
Neue Horizonte in der Medizin. Haug, Heidelberg 1987
Porkert, M.:
Die theoretischen Grundlagen der chinesischen Medizin. Steiner, Wiesbaden 1973
Prigogine, I.:
Vom Sein zum Werden – Zeit und Komplexität in den Naturwissenschaften. Piper Verlag, München 1985
Reckeweg, H. H.:
Homotoxikologie. Aurelia, Baden-Baden 1977
Reimann, H.:
Behandlung schwerer Grippeneumonien mit Blutautoinfusion. Wiener klinische Wochenschrift 45, 1918
Revaut, R.:
Die Autohaemotherapie bei einigen Dermatosen. Ann. de Dermatol. 1913, Zit nach Haferkamp. Siehe dort!
Rhode, C.:
Über die Eigenblutbehandlung innerer Krankheiten. Münchener Mediz. Wochenschrift 27, 1925
Schäfer:
Zit. nach Haferkamp. Siehe dort!
Schede:
1876, Zit. nach Haferkamp. Siehe dort!
Schelling:
Zitat nach Cramer. Chaos und Ordnung, Insel, Frankfurt/M. 1993
Schimmel, Cl. (Hrsg.):
Lehrbuch der Naturheilverfahren Band 1 und 2. Hippokrates, Stuttgart 1988
Schmidt, R.:
1913, Zit. nach Haferkamp. Siehe dort!
Segal, Jacob und Seng Günther:
Methoden der UV-Bestrahlung von Blut. HOT und UVB. Hippokrates, Stuttgart 1990
Selye, H.:
Einführung in die Lehre vom Adaptationssyndrom. Thieme, Stuttgart 1953
Sheldrake, R.:
Das schöpferische Universum. Goldmann Taschenbuchverlag, München 1984.
Spiethoff, B.:
Zur Behandlung mit Eigenserum und Eigenblut. Med. Klinik 24, 1913
Tenckhoff, B.:
Von der Behandlung mit Eigenblut. Deutsche Medizinische Wochenschrift 50, 1924

Theurer, K.:
Modifikation der Eigenblutbehandlung. Physikal. Medizin und Rehabilit. 12, 1974
Thies:
1914, Zit. nach Haferkamp. Siehe dort!
Tillmann, G.:
10 Jahre Eigenblutbehandlung der Lungenentzündung. Münchener Med. Wochenschrift, 1935
Vorschütz, J.:
Über Eigenbluttherapie. Med. Klinik 2, 1927
Wagner, H.:
Echinacea. Vortrag. Wissenschaftliche Verlags-Gesellschaft Stuttgart 1990
Wagner, H.:
Das Dosisproblem in Phytopharmakologie und Phytotherapie. Vortrag Kumpfmühler Symposium, Oktober 1993
Wolf, F. A.:
Körper, Geist und neue Physik. Insel, Frankfurt/M. 1993
Wolff, H.:
Ozon-Therapie. Haug, Heidelberg 1975
Zilch, M. G.:
Ambivalenz und Ganzheit. Ambo Verlag, Regensburg 1974
Zimmer, A.:
Die Behandlung rheumatischer Krankheiten. Leipzig 1930, Zit. nach Haferkamp. Siehe dort!

Sachregister

Heilmittel- und Präparateverzeichnis

Ausbildungsmöglichkeiten

Ein abschließendes Wort sollte noch über die Gewinnung des »Know how« ergänzt werden.
Sowohl in den Fortbildungsveranstaltungen zum Arzt für Naturheilverfahren, also auch in Akademien der Gesellschaft für Homotoxikologie wird über Eigenbluttherapieformen referiert und es werden auch praktische Hinweise gegeben.
Am effizientesten ist es jedoch sicher, wenn man in einer Praxis hospitiert, in der solche Verfahren in großem Umfang durchgeführt werden.

ÄFN – Ärztliche Gesellschaft zur Förderung von Naturheilverfahren
Scheftlenztalstr. II
74842 Billigheim

Gesellschaft der Ärzte für Erfahrungsheilkunde e.V.
Fritz-Frey-Str. 21
69121 Heidelberg

Internationale Gesellschaft für
Homotoxikologie und antihomotoxische Therapie e.V.
Bertholdstr. 7
76530 Baden-Baden

NIDM – Naturheilverfahren in der Medizin
Knobelsdorff-Str. 39
14059 Berlin

Zentralverband der Ärzte für Naturheilverfahren e.V.
Eichelbachstr. 61
72250 Freudenstadt